TRAITÉ ABRÉGÉ

DES PIEDS-BOTS,

OU

CONSIDÉRATIONS THÉORIQUES ET PRATIQUES

SUR CES DIFFORMITÉS,

La classification qui leur convient, leurs causes, le mécanisme qui
préside à leur formation, les indications curatives qui s'en
déduisent naturellement, l'importance que le médecin
traitant doit attacher à la bonne application des appareils, les divers procédés pour faire la section
des tendons ; avec un examen sur les avantages de la méthode par les machines
seules, et celle qui consiste à
employer simultanément les
moyens mécaniques et
la section ;

SUIVIES :

D'OBSERVATIONS DE PIEDS-BOTS GUÉRIS PAR LES DEUX MÉTHODES,
De quelques cas d'Ankylose incomplète et angulaire

DU GENOU,

ET DE VINGT-CINQ FIGURES LITHOGRAPHIÉES ;

PAR A.-F. VALLIN,

DOCTEUR-EN-MÉDECINE,

Membre de la Société Royale Académique du département de la Loire-Inférieure,
Médecin du Bureau de Bienfaisance de la ville de Nantes.

NANTES,
IMPRIMERIE DE CAMILLE MELLINET.

—

1841.

A MM. les Administrateurs du Bureau de
Bienfaisance de la ville de Nantes

Aux Dames de Charité de la même Administration.

TRAITÉ ABRÉGÉ

DES PIEDS-BOTS,

OU

CONSIDÉRATIONS THÉORIQUES ET PRATIQUES

SUR CES DIFFORMITÉS ;

PAR A.-F. VALLIN,

DOCTEUR-MÉDECIN.

Lorsque, dans la marche, les pieds ne peuvent pas s'appuyer sur la totalité de leur face plantaire, il y a *pied-bot*.

Ce vice de conformation, qui a reçu la dénomination générale de *kyllopédie* ou de *stréphopodie*, se présente sous quatre formes bien distinctes, suivant que le pied est dévié en dedans, en dehors, en bas, ou en haut. Les anciens désignaient ces quatre variétés par les noms de *varus*, *valgus*, *talus et pied-equin*.

Quelques écrivains modernes semblent s'être plus attachés à donner à ce genre de difformité des dénominations nouvelles, et à créer de nouvelles variétés, qu'à en faire connaître la nature et les caractères. Ainsi, on a proposé de désigner la déviation du pied en dedans ou *varus*, par la dénomination de *stréphendopodie*, la déviation du pied en dehors ou *valgus* par celle *de stréphexopodie*, le *pied-equin* et le *talus* par les mots bizarres de *stréphocatopodie* et de *stréphanopodie*; enfin, on s'est donné la satisfaction de faire avec le docteur Holtz (1) une cinquième variété, qui n'est que le *pied-equin* exagéré, désignée par le terme de *stréphypopodie*.

Mais, créer des mots tirés de racines grecques, ce n'est pas faire avancer la science, qui ne possède encore aujourd'hui aucune classification du genre de difformité qui nous occupe. Voici celle que nous proposons :

Les différents *pieds-bots* peuvent être classés en *pieds-bots* simples ou composés, suivant qu'ils résultent de l'exagération d'un seul ou de plusieurs mouvements naturels du pied.

Le *pied-équin* et le *talus* sont des *pieds-bots* simples, parce qu'ils résultent seulement d'une extension ou d'une flexion exagérée du pied sur la jambe. Tandis que le *varus* et le *valgus* sont des *pieds-bots* composés, résultant à la fois d'une forte déviation du pied en dedans ou endehors, avec un mouvement d'extension et de torsion porté quelquefois au plus haut degré. Aussi, c'est à ce

---

(1) Voyez *Répertoire d'anatomie et de physiologie pathologique*, t. 4.ᵉ, 1827.

dernier genre de *pieds-bots* que la dénomination de *pieds-tordus* pourrait convenir.

Il ne sera pas sans intérêt de faire remarquer ici que cette classification est tout-à-fait applicable aux courbures de l'épine, qui n'ont jamais lieu latéralement sans torsion (1), lorsque, au contraire, ce phénomène ne s'observe pas ordinairement dans les inflexions antérieures ou postérieures de la colonne vertébrale.

De ce rapprochement, nous pouvons déjà tirer l'indication curative suivante; c'est que, dans les pieds-bots composés, il faut, comme dans les déviations latérales de l'épine, ramener les parties déviées dans leur axe naturel, et en même temps faire disparaître leur torsion.

Lorsque les enfants atteints de ces vices de conformation, n'ont encore que quelques mois, on peut ordinairement et sans effort ramener les pieds avec la main dans une meilleure direction; mais, si l'on insiste pour leur donner immédiatement celle qui est naturelle, il n'est pas rare de rencontrer une résistance relative qui étonne. Toutefois, à l'aide de machines dont les effets sont gradués, constants et de manipulations méthodiques, la guérison en est facile.

Il suffit même, pour l'obtenir quelquefois dans les deux premières années, d'un simple bandage roulé ou amidonné. Mais jusqu'à quel âge peut-on guérir les pieds-bots par les appareils?

Aujourd'hui on peut facilement répondre à cette

---

(1) Voyez *Journal de la Section de Médecine de la Société Académique*, 13.e volume, 54.e livraison.

question, qu'on a cherché d'ailleurs à compliquer. Car, on peut affirmer, à moins de nier les succès des Venel, des Jacquard, des d'Ivernois, des Delpech, des Mellet, etc., que la guérison des sujets atteints de pieds-bots peut s'obtenir, sans section de tendon, de 18 à 25 ans, et même au-delà de *trente-cinq*, s'il existe encore une certaine mobilité dans les articulations du pied.

Les partisans enthousiastes de la ténotomie, visant plutôt à un effet prompt qu'à une guérison parfaite, ont avancé que le traitement par les appareils est très-douloureux, détermine des excoriations, et exige un temps très-long pour rétablir la conformation naturelle. Ces assertions sont loin d'être fondées, et toutes les fois que le médecin appliquera *lui-même*, et avec les soins convenables, des machines parfaitement appropriées à chaque genre de pied-bot, le traitement sera sans douleur, et la guérison souvent plus complète, et aussi prompte que par la section des tendons, qui tend de nos jours à compromettre la dignité de l'art.

Les diverses difformités du pied, que nous venons d'exposer et de classer, ont chacune des caractères de forme, de texture et un mécanisme de formation particulier, qui doivent faire apprécier leurs causes et les moyens curatifs qu'il convient de leur opposer.

Dans le *pied-équin*, il y a rétraction du talon en haut, avec extension du pied, qui est presque parallèle à l'axe de la jambe, et repose souvent perpendiculairement sur sa pointe (1). Le tendon d'Achille est tendu, et se dessine ordinairement très-bien, lorsqu'on veut relever la pointe

---

(1) Voyez planche 1.re, figure 1re.

du pied en haut. Les orteils sont rarement déformés quand un seul pied est atteint; mais s'il en est autrement, le sujet ne pouvant éviter de s'appuyer sur l'extrémité digitée du pied, les orteils sont écartés et renversés sur le métatarse. Dans les cas extrêmes, le coude-pied est très-convexe en avant, et la face plantaire présente quelquefois une grande concavité, où l'aponévrose de cette région est très tendue et raccourcie.

Il n'est pas rare alors de rencontrer les orteils rapprochés, et se dirigeant vers la plante du pied, circonstance qui détermine une extension exagérée du muscle fléchisseur du gros orteil et du fléchisseur commun. Les ligaments de la face dorsale du pied sont fortement distendus ; mais il n'y a, du reste, aucune luxation complète ; la tête articulaire de l'astragale est fortement dirigée en arrière, et la cavité scaphoïdienne conserve toujours d'assez nombreux rapports avec elle, alors même que le malade marche sur le dos du pied.

A ce degré, le pied est, en quelque sorte, enroulé sur sa face plantaire et paraît raccourci. Mais il arrive, plus souvent, que la pointe du pied-équin s'incline en dedans ou en dehors, ce qui avait fait dire à Delpech, que tous les pieds-bots commençaient par être équins, et que les déviations du pied, connues sous les noms de varus et de valgus, n'étaient que secondaires.

Cette complication, bien moins fréquente que le pensait l'habile médecin que nous venons de citer, n'atteint rarement que le premier degré de la déviation du pied en dehors, ou en dedans: mais se présente le plus ordinairement sous la forme d'équin varus. Or, la prédominance d'action des muscles tibiaux sur les péroniers, explique la plus grande fréquence de l'inclinaison de la pointe du pied en dedans.

La seconde variété de pieds-bots, du genre simple, *le talus*, résulte, comme nous l'avons dit, d'une flexion exagérée du pied sur la jambe (1).

Dans cette difformité, le pied est dévié en haut, sa face dorsale est appliquée, et quelquefois adhérente à la région antérieure de la jambe, comme nous en citerons un cas remarquable. Les orteils sont dirigés en haut, dans l'extension, ou fléchis sur eux-mêmes ; le talon en bas et en avant; la face plantaire, d'inférieure est devenue antérieure, et se porte assez souvent en dehors; ce qui a fait confondre le talus avec le valgus. Le pied ne repose plus sur le sol, que par la portion postérieure du talon, devenue inférieure. Si on cherche à l'éloigner de la jambe, une bride y met obstacle, ou bien les muscles extenseurs, tibiaux et périoniers se tendent, suivant que le pied est en contact avec la face interne ou externe du quart inférieur de la jambe. Les muscles extenseurs du pied sont dans un état de relâchement ; leur saillie postérieure qui forme le mollet, au lieu d'être très-rapprochée du jarret, comme dans le pied-équin, s'en trouve plus éloignée que dans l'état normal.

Quand le talus est arrivé au dernier degré, la poulie articulaire de l'astragale ne se trouve plus en contact, par sa partie postérieure, avec la cavité tibio-péronienne; elle fait saillie au-dessus du calcanéum, et se trouve recouverte, presque immédiatement, par le tendon d'Achille.

Le *varus*, ou déviation du pied en dedans, est le plus

____

(1) Voyez planche 2, figure 9 avant.

commun des pieds-bots, et appartient au genre composé.
Dans cette variété, le pied se dirige vers son congénère,
et devient souvent transversal par sa pointe, le talon est
éloigné du sol, et se porte en dedans, la face plantaire est
plutôt postérieure qu'inférieure, et le bord externe du
pied devenu convexe, supporte à lui seul le poids du
corps dans la station (1).

Aussi, après un certain temps, l'extrémité postérieure
du cinquième os métatarsien et le cuboïde, se recouvrent d'une peau calleuse, qui forme un véritable talon
accidentel.

Lorsque la déviation est considérable, le pied est fortement tordu sur lui-même; sa face plantaire, devenue
supérieure et concave, présente de nombreux plis à la
peau. Sa face dorsale convexe, offre au voisinage de la
malléole externe, qui est elle-même peu éloignée du sol,
deux saillies formées par la tête de l'astragale, et par
l'extrémité intérieure du calcanéum, qui servent l'une
et l'autre de point d'appui dans la marche. C'est alors
que le pied forme, avec la jambe, un angle transversal
de 80 et même de 110 degrés.

Les muscles tibiaux et extenseurs propres, sont très-
rétractés, tandis que les péroniers sont dans un grand
relâchement, ainsi que les ligaments externes. L'aponévrose plantaire, revenue sur elle-même, présente plusieurs brides, surtout une, qui s'étend du calcanéum à
l'extrémité postérieure du premier os métatarsien.

Le mécanisme de formation du pied-bot interne est
complexe, et mérite de fixer ici notre attention.

---

(1) Voyez planche 2, figure 10 avant.

D'abord, nous ferons remarquer que l'articulation de l'astragale avec les os de la jambe n'est point le seul siége du déplacement des os, comme dans le pied-équin et le talus; mais que les articulations du calcanéum avec l'astragale, et celle des deux rangées du tarse, sont encore des points principaux où s'opèrent les déplacements qui produisent la déviation du pied en dedans. Ainsi, en même temps que le pied se renverse sur son bord externe par un mouvement de glissement latéral du calcanéum sur l'astragale ; cet os sert encore de point fixe à l'os du talon, qui éprouve un mouvement ascensionnel, par la rétraction des muscles jumeaux et solaire. Ce double mouvement de torsion et d'extension, empêche le pied de reposer sur la totalité de sa face plantaire, et bientôt son bord externe appuie seul.

La base de sustention étant alors trop étroite, la pointe du pied se dirige de plus en plus en dedans, et comme les sujets atteints de varus éprouvent alors moins de douleur, à mesure que ce mouvement d'adduction augmente, ils ne tardent pas à faire exécuter à la totalité du membre, un mouvement de rotation en dedans, qui favorise singulièrement les progrès de la difformité.

Il y a plus, la pression constante du bord externe du pied ne tarde pas à déterminer un grand relâchement dans les articulations de la seconde rangée du tarse avec la première.

Dans ce point, deux déplacements nouveaux ont lieu; l'un, de torsion ou de rotation de la partie antérieure du pied autour de son axe, de manière qu'une portion de la

face dorsale sert à supporter le poids du corps ; l'autre ,
de flexion du bord externe à angle plus ou moins ouvert ,
et qui a pour sommet l'os cuboïde.

Lorsque la déviation du pied en dedans est arrivée à
ce degré, la tension du mollet est moins incommode,
bien plus, parce que le levier du premier genre que
présente le pied a perdu de sa longueur, que par suite du
déplacement du calcanéum en dedans, comme l'a avancé
Delpech (1). Dans les cas extrêmes de varus, les mouvements de glissement entre les surfaces articulaires
des os du tarse ne se bornent pas là. Ainsi, j'en ai rencontré plusieurs, où le calcanéum avait pivoté sur l'astragale, au point que sa face interne, devenue horizontale
et supérieure, touchait à la maléole tibiale ; de telle sorte
que les malades marchaient sur la face externe de l'os du
talon et sur la tête de l'astragale. Mais une circonstance
qu'il importe de noter ici, c'est que le pied était renversé
en totalité sur son bord externe, et que le double mouvement de torsion et de flexion, au lieu de s'être passé au
point de réunion de la seconde rangée du tarse avec la
première, avait eu lieu dans l'articulation calcanéo-astragalienne.

Il n'est donc pas exact de dire que les changements
de situation des os du pied ne concernent que l'avant-
pied seul, y compris la rangée antérieure du tarse, que
l'arrière-pied est peu tordu et point dévié latéralement,

---

(1) Tome 1.er, page 162,

comme notre confrère et ami M. Bouvier a cherché à l'établir dans sa théorie sur les pieds-bots (1).

Le *valgus*, ou déviation du pied en dehors, est moins fréquent que le varus, dont il représente les mêmes déformations en sens opposé, mais à un moindre degré, parce que le mouvement en dedans a plus d'étendue que l'abduction.

Dans cette difformité qui est du genre composé, les orteils se dirigent en dehors, ainsi que le talon ; mais celui-ci est rarement aussi relevé que dans l'inflexion du pied en dedans (2).

La torsion du pied sur son axe, s'observe dans cette variété, de même que dans la précédente, d'où il résulte que la face plantaire regarde en arrière, et la face dorsale, qui est plus ou moins rapprochée de la face externe de la jambe en avant (3). Le bord interne du pied est demi-circulaire, de concave qu'il était dans le varus ; le gros orteil repose d'abord seul sur le sol, tandis que le petit orteil est tourné en haut ; puis le scaphoïde prête bientôt un nouveau point d'appui dans la translation du corps et devient le sommet d'un angle, en tout semblable, à la direction près, à celui formé en partie par le cuboïde dans la déviation du pied en dedans.

Le mécanisme du pied-bot en dehors est le même que celui que nous venons d'exposer pour le varus.

----

(1) *Dictionnaire de Médecine et de Chirurgie pratiques* art. pied-bot, page 79.

(2) Le docteur Trinquier nie l'existence de la torsion dans le valgus, voyez ses observations cliniques, page 188.

(3) Planche 1.re, fig. 5.

Les muscles jumeaux et solaire sont assez souvent rétractés; mais les premiers le sont toujours, ainsi que les ligaments externes.

De cette description sommaire des principales variétés du pied-bot ressort le fait suivant: c'est que les déformations du pied résultent de transpositions, de contacts articulaires, sans altération sensible dans la forme des os. Il y a, en effet, lieu d'être surpris, lorsqu'à la dissection de pieds-bots exagérés et très-anciens, on ne trouve qu'un peu d'atrophie dans les os du tarse, de légères dépressions de la moléole interne, du calcaneum, quelquefois du cuboïde et de l'astragale, soit sur la tête de cet os ou sur les bords de sa poulie.

Toutefois, les sujets atteints de pieds-bots évitant de marcher ou de s'appuyer sur le pied malade, on peut expliquer, jusqu'à un certain point, comment la configuration des os n'est pas toujours sensiblement altérée chez les adultes.

Je le répète, le caractère distinctif des pieds-bots, consiste dans un glissement très-prononcé des surfaces articulaires entre elles, sans déformation bien apparente des os; comme celui des déviations anciennes de l'épine, résulte d'un affaissement du corps des vertèbres, qui l'emporte sur leurs déplacements articulaires et simultanés.

Les déviations du pied, de même que le plus grand nombre des inflexions de l'épine, ne s'accompagnent point de gonflement des os, et l'on ne peut pas diagnostiquer comme dans une tumeur blanche du genou, par exemple, qu'une portion du membre se portera dans un sens plutôt que dans un autre, suivant que tel ou tel point osseux se tuméfiera plus ou moins.

La diminution de volume, qu'on observe dans les os du tarse, se reproduit dans tout le membre affecté.

Dans les pieds-bots anciens, tous les muscles de la jambe, et quelquefois ceux de la cuisse, sont, en général minces, grêles, atrophiés et souvent graisseux, ainsi que les ligaments.

Non-seulement le pied est plus court, moins volumineux, mais encore la longueur de tout le membre a sensiblement diminué. Toutes les articulations du pied-bot sont mobiles ordinairement ; mais la permanence de certains mouvements naturels exagérés finit par déterminer la rigidité de plusieurs d'entre elles.

On conçoit, d'ailleurs, que l'inaction doit augmenter cet état général d'atrophie du membre difforme, et en rendre les mouvements difficiles.

Le pied-bot, quel qu'il soit, a toujours une influence fâcheuse sur les fonctions du membre abdominal.

Lorsque les deux pieds en sont atteints à la fois, la station est presque impossible, la marche très-pénible.

Les parties du pied qui foulent le sol, sont déplacées, leurs rapports sont changés, les muscles qui s'y insèrent, ne peuvent plus les faire agir convenablement, les malades cherchent long-temps une base de sustentation plus étendue.

La peau s'enflamme, s'ulcère fréquemment aux points saillants, et c'est après de nombreux accidents de cette nature, et quelquefois de plus graves encore, que l'épiderme s'épaissit et forme un talon accidentel.

Dans le *pied-équin*, la progression est excessivement gênée, le malade marche comme s'il avait le pied ankylosé avec la jambe. Celle-ci est, en général, demi-fléchie sur la cuisse, et cela pour diminuer l'excès de longueur du membre, qui est devenu trop long d'autant de pouces que le talon est remonté.

Quelquefois, lorsque l'atrophie dans la longueur du membre est considérable, tout le membre reste dans l'extension; mais alors il en résulte ordinairement une déviation latérale du bassin.

Le *talus* apporte moins de changement dans la marche, la brièveté du membre affecté étant assez prononcée , la jambe reste étendue sur la cuisse, pour diminuer la claudication.

Dans le *varus double,* les pieds se croisent à chaque pas, et décrivent un demi-cercle pour passer l'un au-devant de l'autre. La rotation du fémur en dedans, et l'inclinaison du bassin en avant, accompagnent assez souvent cette variété du pied-bot, et rendent les chutes fréquentes.

Enfin, *le valgus* qui, presque toujours , n'existe que d'un seul côté, donne à la marche un caractère singulier. Le pied difforme se pose presque toujours devant le pied sain, et sert, en quelque sorte, de pivot au corps qui exécute à chaque pas un mouvement de demi-rotation sur lui-même, avec balancement en avant.

Le pied-bot, soit accidentel ou de naissance, met toujours obstacle à la marche, qui devient elle-même dans la suite une cause de son accroissement. Plus fréquent chez les garçons que chez les filles , on l'observe plus fréquemment à l'état de pied-équin et de talus, lorsqu'il est consécutif, de varus et de valgus , quand il est congénial.

Le pied-bot accidentel peut dépendre d'une mauvaise position que les enfants donnent à leurs pieds en marchant, d'une chaussure trop petite, à talon élevé et étroit. Une entorse négligée, une luxation incomplète de l'articulation de la jambe avec le pied, pouvant laisser une grande faiblesse, en favorisent la formation.

On voit aussi les pieds-bots se développer après une contusion sur les muscles du mollet, de la cuisse, à la suite d'abcès froids, d'escharres ou de plaies profondes au voisinages du genou ou de l'articulation tibio-tarsienne, ou bien à des fractures très-rapprochées de ces articulations.

Quelquefois, des accidents bien moins graves, sans aucune importance, comme une blessure légère à la plante du pied, une arthrite goutteuse des articulations d'un orteil, etc., etc, peuvent déterminer un pied-bot; parce que, pour diminuer la douleur causée par la marche, une mauvaise direction est imprimée au pied malade.

Mais il est une autre série de causes qui produit souvent le pied-bot accidentel, et qui appartient à une lésion des centres nerveux, du cerveau, ou de la moelle épinière. Ainsi, les convulsions, les paralysies partielles, etc., sont des causes d'où dépendent un grand nombre de pieds-bots. Parmi les affections nerveuses, on peut ranger encore le rhumatisme, quelques névralgies dépendant de la lésion de quelque rameau nerveux. Or, toutes ces causes, en général, ont pour résultat de déterminer le relâchement de certains muscles et ligaments, qui cèdent bientôt à l'action de leurs antagonistes; alors le pied se dévie, et ne repose plus à

plat ; ou bien ; certaines contractures en sont l'effet immédiat, et ont les mêmes conséquences.

Si la contraction a son siége dans les muscles extenseurs ou fléchisseurs, elle est suivie d'un pied-bot du
genre simple, du pied-équin ou du talus. Lorsqu'elle
existe à la fois dans les muscles précédents et dans les
tibiaux, ou péroniers, un pied-bot du genre composé
survient ; soit le varus, soit le valgus.

La cause principale des pieds-bots accidentels est donc
toujours l'inégalité dans les forces musculaires antagonistes : les muscles contractés attirent à eux les parties osseuses du pied qui leur servent de points d'appui ou de leviers dans ses mouvements naturels, et les muscles relâchés
leur obéissent. On conçoit d'ailleurs la grande influence de
la station sur les difformités consécutives des pieds; comment les efforts musculaires, qu'exige cette attitude, augmentent le déplacement de chaque os qui, en perdant de
plus en plus ses points de contact ordinaires, par l'effet
du poids du corps, transmis au sol par des surfaces
obliques, changent en même temps les points d'insertions
des muscles, dont les efforts, loin de pouvoir rendre au
pied dévié sa position normale, en déterminent encore
une direction plus vicieuse.

La marche peut, à la longue, produire le raccourcissement des ligaments, de l'aponévrose plantaire et même
des dépressions des os.

Mais de ces changements organiques, que favorise la
contraction des muscles, ne dépend point le pied-bot accidentel, comme on l'a écrit tout récemment encore; ils
ne sont, en réalité, que des effets secondaires.

Les causes du pied-bot de naissance sont très-obscu-
res. Quelques faits rares d'enfants nés avec cette difformité, de parents qui en étaient atteints, en ont fait chercher
la cause dans une disposition primordiale du germe.
Ambroise Paré attribuait le pied-bot congénial à une
mauvaise attitude de la mère. Du temps même d'Hippocrate, on avait présumé que la compression de la cavité
utérine trop étroite, sur le fœtus, pouvait y donner lieu.
Mais, dans les premiers temps de la grossesse, il est difficile de concevoir comment l'utérus pourrait comprimer
le fœtus flottant au milieu du liquide amniotique. Cette
hypothèse, ne permettant pas d'expliquer la formation
du pied-bot congénial, on avait pensé que la pression
des pieds par une partie quelconque du corps du fœtus
pourrait bien en déterminer l'attitude vicieuse à une
époque avancée de la grossesse, qui ne leur permet pas
de changer de position (1). Cette dernière opinion ne
paraissant pas concluente, M. Martin vient de chercher à
confirmer le doute que le professeur Chaussier avait
émis sur la moindre quantité des eaux de l'amnios, comme
cause des pieds-bots.

Mais M. Cruvellier, ayant rapporté une observation de
pieds-bots où l'enfant est né au milieu d'une quantité
considérable de liquides, et que, d'ailleurs, on voit naître
fréquemment des enfants sans qu'il y ait en quelque sorte
d'écoulement des eaux de l'amnios; la théorie de ces difformités, basée sur la compression de l'utérus, n'est rien
moins qu'hypothétique. On peut en dire autant de celle

---

(1) Cruvellier, Anatomie pathologique, 2.º livraison.

des arrêts de développement, appliquée aux déviations du pied, et qui, peut-être, plus qu'une autre, laisse un champ libre aux conjectures. La cause la plus probable de ce genre de difformité avant, comme après la naissance, résulte d'une lésion partielle du système nerveux.

L'opinion de médecins fort recommandables, semble en effet prouver cette assertion :

Ainsi, le savant Delpech, après avoir fait la remarque que des phénomènes de paralysie et d'atrophie s'observent dans certains muscles et dans tous les os du membre affecté, leur assigne pour cause un vice d'une portion de la moelle épinière, et ajoute ailleurs que des affections nerveuses et convulsives sont susceptibles de les produire même dans l'utérus (1). Quelque temps avant, le docteur Jalade-Lafond avait émis une opinion analogue; et, dès 1817, le professeur Béclard attribuait les déviations des pieds à une lésion profonde de la moelle épinière (2).

Depuis, plusieurs médecins ont rencontré des pieds-bots et des mains-bots sur des fœtus acéphales ou anencéphales.

Mais, quelle que soit la cause des pieds-bots accidentels ou de naissance, un fait remarquable les caractérise : le relâchement et la contraction de certains muscles.

Duverney, Scarpa, D'Ivernois et Delpech ont signalé ce phénomène comme antérieur ou postérieur à la naissance, et pouvant être, selon les uns, la cause; et selon les autres, l'effet des pieds-bots.

______

(1) Orthomorphie t.^{me}, 1er.
(2) Bulletin de la Faculté de Médecine, 1817.

La théorie à adopter sur l'étiologie du pied-bot importe peu d'ailleurs ; que le système nerveux , la brièveté native ou consécutive de certains muscles , qu'enfin une position particulière du pied, produisent le pied-bot congénial ou accidentel, en favorisant primitivement ou secondairement la contraction ou le relâchement des muscles, la principale indication sera toujours d'allonger les muscles courts et de fortifier les muscles faibles.

L'action musculaire joue, en effet, un rôle important dans le déplacement des os qui constitue le pied-bot.

Ainsi, les muscles extenseurs et fléchisseurs du pied , les tibiaux et les péroniers se rencontrent souvent dans un état de raccourcissement.

Le tendon commun des extenseurs est fortement tendu dans le pied-équin et dans le varus. Dans cette dernière variété et le talus, les tendons du jambier antérieur et celui des fléchisseurs des orteils font saillie sous la peau. Les muscles raccourcis dans le valgus sont des abducteurs ou péroniers, qui empêchent le pied d'appuyer sur son bord externe, et les extenseurs des orteils qui rapprochent la face dorsale de la région externe de la jambe.

Mais tous ces muscles qui passent sur des articulations déviées, se modifient en raison des distances qui séparent leurs insertions.

Ceux de la jambe sont en général grêles et faibles , chez les enfants atteints de pied-bot. Dans un âge plus avancé, il y a quelquefois une véritable atrophie, qui se propage alors aux muscles de la cuisse.

Or, de ce fait, il résulte qu'une moindre résistance

s'oppose au redressement, soit que cet amaigrissement dépende d'une tension des muscles, qui s'est éloignée du degré normal nécessaire à leur nutrition, comme l'a démontré Delpech (1); soit qu'il provienne de l'inaction où les sujets tiennent le membre difforme.

Le ligament et l'apanévrose plantaire, qui sont revenus sur eux-mêmes, dans les pieds-bots anciens, n'apportent pas d'obstacles sérieux au rétablissement du pied à sa forme naturelle. Par les mêmes motifs que nous venons de signaler comme cause de l'affaiblissement des muscles, ils s'amincissent, perdent de leur tenacité, et permettent quelquefois de ramener assez facilement le pied infléchi sur l'un de ses bords, dans l'axe de la jambe.

Les surfaces articulaires des os du pied ne présentent point d'emboîtement profond; taillées pour la plupart obliquement, elles favorisent le traitement des déviations du pied, comme elles ont aidé la formation de ces difformités. Quelques rares dépressions et inégalités de ces os ajoutent peu aux obstacles à vaincre.

Les articulations conservent long-temps des mouvements assez étendus ; Scarpa et d'Ivernois ne les ont jamais rencontrées ankilosées. Pour le dire en passant, on fait un étrange abus de cette dénomination, comme nous le prouverons dans un mémoire sur les tumeurs blanches du genou (2); quoiqu'il en soit, il convient de

----

(1) Orthomorphie, t. 1.er, p. 340.
(2) Il est question ici de l'ankylose complète.

traiter de bonne heure les difformités des pieds, surtout lorsqu'elles sont congéniales. Plus les sujets sont jeunes, d'un tempérament mon , lymphatique, moins ils auront marché, et plus la guérison sera facile.

Mais une circonstance qui, entre toutes, a le plus d'influence sur l'efficacité du traitement du pied-bot par les appareils, c'est la possibilité d'agir directement sur les os déplacés, et sur les organes qui ont produit leurs déplacements.

Il faut, en effet, méconnaître les avantages qui y sont attachés, pour proposer, aussi légèrement qu'on le fait aujourd'hui, de couper les tendons des muscles qui font mouvoir le pied dans tous les sens.

Si le traitement des déviations de la taille est moins avancé, c'est parce qu'on ne peut agir, le plus ordinairement , sur la colonne vertébrale, et sur les nombreuses articulations des vertèbres, les muscles et les ligaments qui les unissent, que par l'intermédiaire de plusieurs organes.

Il est donc rationnel de commencer, dans le traitement du pied-bot, par mettre à profit cet isolement du pied , qui favorise à un haut degré l'application des appareils nécessaires à son redressement.

Les indications curatives se déduisent naturellement des caractères extérieurs qui déterminent la forme de chaque variété de pied-bot, du mécanisme de sa formation, du siége et de la nature de chaque résistance qui s'oppose à la guérison.

Dans les pieds-bots du genre simple, le pied-équin et le talus, il suffit en quelque sorte d'abaisser le talon ou de relever l'avant-pied en allongeant d'une manière permanente les muscles extenseurs ou les fléchisseurs.

Le traitement des déviations du pied en dedans et en dehors, ou du genre composé, résulte au contraire d'impulsions nombreuses en sens inverse de celles qui les ont produites.

Ainsi, dans ces deux variétés, on doit chercher à mettre en contact avec l'appareil la plus grande partie de la face plantaire, ensuite ramener le pied dans l'axe de la jambe en faisant disparaître, le plus possible, sa flexion latérale.

La seconde indication consiste à faire disparaître la torsion du pied sur lui-même, en imprimant au tarse et au métatarse un mouvement tel, que la portion de la face plantaire qui n'est pas en contact avec le sol, soit abaissée, et que le calcanéum exécute un glissement latéral sur l'astragale qui lui sert de pivot.

La troisième indication a pour objet de fléchir le pied sur la jambe comme dans le pied-équin, et de remédier ainsi à la rétraction du talon.

Enfin, la dernière est de fortifier les muscles allongés et relâchés, par l'exercice, des douches à vapeur, des frictions toniques, etc., etc., et de suppléer à leur faiblesse par des appareils contentifs, tant que l'équible musculaire ne sera pas rétabli.

Pour atteindre ces différents résultats, on a proposé de nombreux appareils, depuis Hippocrate, Ambroise Paré, Verdier, Jacklon, Brückner, Scarpa, etc., etc.

Les uns prennent leur point d'attache sur le membre, les autres sur le lit; ces derniers ont été abandonnés.

Pour la plupart, ils ne sont que des modifications plus

ou moins heureuses de l'appareil de l'italien Venel dont
on trouve la description partout. Aussi n'entreprendrai-
je point de les décrire, persuadé que des considéra-
tions pratiques sur leur emploi trouveront mieux ici
leur place. Il suffira seulement de dire deux mots sur
les parties qui servent de base à ces appareils.

Sur une semelle de bois, dont la mesure est prise sur
le pied bien conformé, est fixée une talonnière, ou
des lanières en peau qui se lacent sur le dos du pied, à
peu près comme un brodequin.

Plusieurs autres courroies agrafées à l'extrémité antérieure de la semelle et sur ses bords, servent encore
à assujétir le pied ; l'une, cousue au bout du bas, l'empêche de glisser en arrière, deux autres embrassant le
coude-pied, et les premières articulations des orteils
augmentent encore sa fixité. Une pièce d'acier, demi-
circulaire en forme d'équerre, et garnie d'un coussin,
s'adapte au bord externe ou interne de la semelle, vis-
à-vis et à la hauteur des malléoles ; enfin, un levier assujéti diversement en dehors de l'équerre et qui vient
se fixer par une courroie, au-dessous du genou, complète les pièces essentielles de la plupart des appareils
en usage dans le traitement des pieds-bots.

Ces appareils, destinés à rendre au pied sa conformation normale, pour agir efficacement, doivent être
inflexibles et diffèrent essentiellement, sous ce rapport,
des appareils contentifs. Ceux-ci, pourvus d'articulations et de ressorts, peuvent se prêter aux mouvements
réguliers de flexion et d'extension du pied, et favoriser
ainsi l'action musculaire en rétablissant l'équilibre.

Les premiers, essentiellement actifs, doivent d'abord s'accommoder parfaitement en tout point aux formes irrégulières de la difformité qu'il s'agit de traiter, et, sous ce rapport, demandent quelque soin dans leur construction. Aussi la théorie de la fabrication de ces machines orthopédiques doit être familière au médecin-praticien ; les nombreuses modifications qu'elles exigent pendant le cours du traitement, l'obligent à en changer lui-même la forme, la direction, etc.; une indication nouvelle se présente; il doit avoir recours à son génie, à son industrie, et n'être jamais embarrassé pour la remplir immédiatement. Car l'art deviendrait entre ses mains impuissant, si à chaque disposition et changement de rapports imprimés aux organes, par les nombreuses lésions du système osseux, il fallait recourir aux ouvriers qui ne sauraient saisir toute sa pensée et le but qu'il se propose d'atteindre.

Si on a bien compris ce que nous avons dit plus haut du mode de déviation des os du pied, aucun doute ne saurait exister à cet égard. En général, on attache trop d'importance à la fabrication, à la perfection d'un instrument, et pas assez à la manière de s'en servir.

Un appareil défectueux en apparence, appliqué par son auteur qui a l'habitude de le modifier suivant les cas, peut être utile ; celui de Scarpa, par exemple, que le peu de fixité rend très-imparfait, a cependant été employé avec succès sur des enfants affectés de déviations des pieds, par le célèbre professeur de Pavie.

Aussi, je crois pouvoir affirmer que la principale difficulté, dans le traitement des pieds-bots, consiste bien moins à connaître les indications curatives à remplir, et les machines qui leur conviennent, que dans l'art de les appliquer. L'application fait seule le mérite des appareils orthopédiques ; essayons donc d'en faire connaître les règles principales pour le genre de difformité qui nous occupe ; car il est une foule de petits détails que fait connaître une certaine habitude pratique qu'on ne saurait décrire et rigoureusement calculer.

Avant d'entreprendre le traitement d'une difformité du pied, il convient d'abord de s'assurer si elle est de naissance ou parvenue accidentellement; car, dans le dernier cas, il y aura une plus grande chance de succès. L'âge, qui n'est point en général un obstacle au redressement des pieds-bots, permet cependant une guérison plus prompte et sans division de tendons chez les jeunes sujets.

On conçoit, d'ailleurs, que chez les individus qui ont plus de 25 ans, qui ont beaucoup marché, dont les ligaments du pied affecté sont durs, rigides, les muscles fortement rétractés permettant à peine de légers mouvements, on devra craindre, surtout dans les pieds-bots doubles, quelques changements dans la coupe des surfaces articulaires, et une grande résistance qui rendent toujours la guérison plus difficile, plus longue et quelquefois impossible sans l'opération de la ténotomie.

La constitution du sujet dévié est importante aussi à considérer.

Il est d'observation que les personnes maigres, d'une constitution sèche, chez lesquelles les tendons se dessinent fortement, il y a plus d'irritabilité nerveuse, parconséquent des spasmes plus fréquents dans les muscles contractés, tandis que chez les enfants lymphatiques qui ont de l'embonpoint, le traitement a lieu sans douleur et est plus prompt.

Losqu'une personne atteinte de pied-bot vous consulte, il est bien de s'assurer encore si elle est dans de bonnes dispositions d'esprit, si elle réunit à la confiance ce courage calme sans exaltation qui lui permet de voir, comme une nécessité, la gêne à laquelle elle doit se soumettre, et toujours inséparable, d'ailleurs, d'un traitement plus ou moins long.

La négligence à ce précepte, dont ne doit jamais s'écarter le chirurgien prévoyant, lorsqu'il s'agit d'opérations graves, peut faire craindre ici que le malade manquera de persévérance, et que le traitement commencé ne sera pas conduit à sa fin, ce qui est considéré dans le public comme un insuccès. C'est ainsi qu'après avoir pesé toutes les chances favorables ou défavorables au traitement, qu'il convient seulement de faire confectionner l'appareil. Celui-ci, très-variable dans sa forme, sera établi d'après l'aspect général de la difformité; l'idée qu'on se sera faite des indications à remplir, et devra être souvent essayé jusqu'à ce qu'on soit parvenu à lui faire réunir les conditions favorables au but qu'on se propose.

On s'applaudira toujours, dans la suite, d'avoir pris toutes ces précautions; elles seules sont susceptibles de donner cette entière confiance dans le succès que partage bientôt le malade.

Tout étant disposé pour l'application de l'appareil,

voici comment on procède pour un pied-bot en dedans
du côté droit.

Le pied ayant été nettoyé la veille par des lotions
d'eau alcoolisée , et non par un bain d'eau chaude qui
aurait l'inconvénient de ramollir la peau et de l'exposer
par là aux excoriations, le chirurgien se place en face
du malade, saisit le pied de manière que le milieu de
la main gauche corresponde exactement à la saillie anguleuse formée par son bord externe, tandis que le
pouce est appuyé sur l'astragale; puis les autres doigts
réunis et demis-fléchis maintiennent le talon qu'ils compriment par sa face interne.

L'arrière-pied étant ainsi fixé, la main droite qui em-
brasse l'extrémité digitée du pied de manière à presser
sa face dorsale et sa face plantaire plutôt que ses bords,
lui imprime un double mouvement, de rotation sur la
tête de l'astragale et d'inflexion latérale gauche, tandis
que la paume de la main gauche de l'opérateur sert de
point d'appui à la saillie cuboïdienne et que les doigts
s'efforcent de ramener le calcanéum en dehors et en
bas.

Ces manipulations, qui doivent se continuer un quart-
d'heure à chaque fois, et au moins deux fois par jour,
exigent un accord parfait entre les deux mains qui
agissent.

On les commence d'abord par des mouvements lents
pour habituer les muscles et les ligaments racourcis
aux extensions, aux rétractions, et les surfaces articulaires le plus ordinairement inégales privées de synovie, aux frottements. Puis ensuite elles peuvent être

continuées avec plus de force sans faire souffrir le malade. Chez les adultes, pour en augmenter l'énergie qui, dans tous les cas, sera proportionnée à la nature de l'obstacle, à sa résistance et à la susceptibilité des sujets, je me trouve bien de donner à la main gauche plus de solidité en appuyant sa face dorsale sur la partie interne du genou correspondant.

Après ce massage, les parties déviées s'étant un peu redressées, on doit appliquer immédiatement un bandage roulé fait avec une bande de flanelle, de manière à conserver, le plus possible, le redressement obtenu.

Pour y parvenir, les premiers jets de bande commencent sur la base des orteils et se font de gauche à droite, de manière à abaisser le bord interne du pied et à relever son bord externe; puis, par des croisés en huit de chiffre, on tâche de remédier à son inflexion latérale.

On chausse ensuite le pied d'un bas de laine ordinaire, qui porte à son extrémité une petite courroie. Cela fait, le membre étant tenu dans la flexion, on place le pied sur la semelle de bois de l'appareil, de façon que sa plante y repose dans la plus grande étendue possible; on y fixe ensuite solidement le talon avec une talonnière ou des courroies qui embrassent le coude-pied, de manière à ce que la saillie anguleuse et externe corresponde au coussin qui revêt la partie interne de l'équerre. On ramène alors l'avant-pied en dehors avec des courroies transversales, et celle de l'extrémité du bas qui sert encore à empêcher le talon de se porter trop en arrière, par conséquent d'être blessé. Lorsque le pied est bien assujéti sur la semelle de l'appareil, celle-ci n'appuie plus sur le sol que par son bord externe ; le levier, par son extrémité supérieure, se trouve transversalement très-éloigné de la jambe, et c'est en l'en rapprochant doucement de dehors en dedans, par une courroie, qu'on remédie peu à peu à la torsion qu'on observe toujours dans les pieds-bots du genre composé.

Au bout de quelques semaines de ce traitement, la plante du pied repose à plat sur la semelle de l'appareil ; il n'existe plus de torsion, et le pied se trouve dans l'axe de la jambe. Deux indications importantes se trouvent alors remplies ; mais le pied n'appuie encore sur le sol que par sa pointe, le talon reste très-élevé, la flexion du pied sur la jambe est impossible, la difformité est réduite à l'état du pied-équin ! Il reste donc à remédier à la rétraction du talon et à l'abaissement de l'extrémité digitée du pied. Pour se conformer à cette nouvelle indication, le traitement doit être ainsi modifié.

Le massage se fera d'abord de la manière suivante : le chirurgien et le malade étant assis comme précédemment, ce dernier aura le dos appuyé contre un corps résistant, le membre maintenu dans l'extension ; le talon est alors saisi par la main gauche dont le pouce reste étendu au-dessous de la maléole externe ; la main droite placée sous la partie antérieure du pied, de façon que sa région moyenne corresponde à la base des orteils, tandis que les doigts embrassent ces derniers sans les trop serrer.

Le mouvement de flexion du pied sur la jambe, qu'il s'agit alors d'exécuter, doit être combiné de telle sorte que la main gauche abaisse le talon en l'attirant vers soi en même temps que la main droite fait effort pour relever l'avant-pied en le poussant fortement d'arrière en avant. Le bandage roulé et le bas avec sa courroie sont ensuite placés de manière à conserver le plus possible la flexion obtenue; il est inutile de dire que les jets des bandes qui compriment d'abord le pied, doivent être, pour la plupart, ramenés sur le bas de la jambe, où ils trouvent un point fixe qui permet de résister à la rétraction incessante des muscles extenseurs.

Il n'est pas indifférent non plus de bien chausser le bas pour éviter, non-seulement qu'il fasse des plis qui pourraient blesser le malade ainsi que ceux de la bande, mais encore pour ne pas rendre illusoire la courroie qu'il porte à son extrémité, et qui a pour objet de maintenir le bout du gros orteil au niveau du bord antérieur de la semelle de l'appareil.

On conçoit aussi, pour le même motif, que ce bas de laine devra être court de pied.

Maintenant, pour placer convenablement le pied réduit à l'état de pied-équin dans l'appareil, il faut ainsi procéder. Le malade étant assis sur un siége élevé où sur une personne qui est chargée de le tenir sur ses genoux, le médecin commence par agraffer la courroie du bas à la planchette, et fait fléchir, à angle droit, la jambe correspondante au pied difforme, de sorte que l'appareil puisse se trouver à une hauteur convenable pour conserver la flexion voulue de la jambe sur la cuisse.

Si on ne tient pas compte de ce précepte, toute bonne

application de l'appareil devient à peu près impossible.
Je suppose qu'on veuille placer l'appareil le membre
étendu, le pied glissera d'abord en arrière sur la semelle, ce qui l'expose à être blessé ; le commencement
de flexion obtenu à chaque pansement par un massage
quelquefois très-laborieux, ne sera pas conservé ; ensuite, lorsque après l'avoir fixé de son mieux dans l'appareil on voudra diriger le levier de devant en arrière
pour faire fléchir le pied sur la jambe, les courroies qui
l'assujétissent se déplacent, ou plutôt il se soustrait à
leur action, le talon se sépare de la planchette.

Ce dernier inconvénient qui résulte de cette manière
d'agir, est le plus grave; car non-seulement il empêche
la guérison, mais il détermine bientôt, chez certains
sujets, une difformité nouvelle connue sous le nom de
pied-plat, et ne remédie point à la difformité qu'on
voulait combattre.

Ainsi, j'ai rencontré plusieurs fois l'arcade plantaire
non-seulement effacée par des tentatives de redressement
mal dirigées, mais encore la concavité qu'on y observe
remplacée par une saillie considérable dont le sommet
correspondait à la réunion des deux rangées des os métatarsiens, tant les ligaments qui les unissent s'étaient
relâchés. (1)

En procédant méthodiquement, on évitera toujours,
au contraire, ce fâcheux résultat, qui dépend de la mauvaise manière de fixer l'arrière-pied, et d'impulsions
intempestives communiquées à sa portion antérieure par
une mauvaise direction donnée au levier de l'appareil.

____

(1) Voyez planche 1.re, figure 6.

Le bout du pied étant fixé à l'extrémité de la semelle, et la jambe, formant avec la cuisse un angle droit (plutôt aigu qu'ouvert), comme il est dit plus haut, je fais établir par un aide une pression perpendiculaire sur la jambe ainsi fléchie, de manière à augmenter la flexion du pied obtenue par le dernier massage et les pansements subséquents. C'est alors que j'apporte le plus grand soin à fixer le talon sur la semelle de l'appareil, et j'y parviens ordinairement, soit avec une talonnière en peau ou plus simplement avec des courroies diversement disposées, mais toujours avec la précaution de serrer davantage au niveau de l'articulation tibio-astragalienne ordinairement indiquée par quelques plis à la peau après quelques jours de traitement, mais plutôt au-dessus qu'au dessous. Deux autres courroies, dont l'une passe sur le coude-pied, et l'autre sur la base des orteils, complètent d'assujétir le pied. Il ne reste plus qu'à diriger graduellement le levier de devant en arrière ; car, si on lui donnait trop d'action, non-seulement la pression du coude-pied serait trop forte, et produirait des contusions, mais encore le talon se séparerait de la semelle de l'appareil, malgré tous les efforts qu'on aurait faits pour l'y fixer.

On doit d'abord serrer très-peu toutes les pièces du bandage pour habituer la peau qui recouvre des surfaces plus ou moins anguleuses à la pression. Agir autrement serait s'exposer à produire des excoriations qui obligeraient à remettre le traitement à peine commencé à quelques semaines plus tard, qu'on juge alors de l'effet moral que produirait sur le malade une semblable tentative.

Mais, après la première application de l'appareil même
le mieux aproprié à la difformité, on n'a encore rempli
qu'une faible partie de la tâche qu'on s'est imposée. Les
pièces qui constituent l'appareil dont quelques-unes sont
extensibles, étant appliquées sur des parties vivantes
douées elles-mêmes d'une certaine souplesse, sont su-
jettes à se déplacer, à se relâcher surtout dans les premiers jours où elles doivent être placées mollement pour
familiariser le malade à leur usage, et lui donner une
idée favorable d'un moyen qu'il redoute peut-être. D'ailleurs, quelque peine qu'on se donne dans les premiers
temps, il est très-difficile de le bien appliquer ; il faut
en quelque sorte que les parties en contact se moulent
peu à peu les unes sur les autres. Jusque-là, le pied
tourne souvent dans l'appareil, ce qui oblige à de nombreuses réapplications. Il importe aussi de serrer d'une
manière uniforme le bandage roulé et les diverses courroies ; car il surviendrait un gonflement œdémateux dans
les points qui ne sont pas aussi fortement pressés, inconvénient qui incommode très-vivement les malades.

Un coussin détermine-t-il une pression douloureuse, il
convient de le remplacer par un autre de plus ou moins
d'épaisseur ; la bande a-t-elle été trop serrée dans le désir
de conserver le redressement obtenu par le massage et
pour éviter les plis qui blessent le pied, on doit se hâter
de le desserrer ; autrement, des douleurs surviennent et
déterminent des contractions musculaires qui font beaucoup souffrir et retardent le traitement. Lorsque la peau
rougit un peu trop, on varie les points de pression
pour éviter les contusions qui se produisent facilement

les premiers jours. Mais ces changements doivent se faire en se conformant néanmoins aux indications à remplir, chose qui devient quelquefois fort difficile, et que la pratique seule peut apprendre.

Ce n'est qu'au bout d'un temps assez long que les parties peuvent supporter une constriction assez forte pour régulariser le traitement et obtenir un redressement progressif et certain.

Jusque-là, l'appareil sera appliqué au moins trois fois par jour et souvent surveillé. Au pansement du soir on redouble d'attention, et si on croit pouvoir plus serrer les pièces de l'appareil que la veille, il vaut mieux attendre au lendemain matin pour ne pas troubler le sommeil des malades.

Dans ce but, il convient aussi de ne pas couvrir, même en hiver, le pied dévié, d'ailleurs suffisamment préservé du froid par les bandes et bas de laine ; la chaleur du lit le faisant se gonfler, l'appareil deviendrait trop serré et déterminerait de vives douleurs.

Avec toutes ces précautions, l'application de l'appareil pourra avoir lieu le jour et la nuit sans faire souffrir le malade.

On peut même resserrer les courroies sans l'éveiller, ce qui, en général, est toujours facile, parce que, pendant le sommeil, les muscles raccourcis cèdent et se laissent facilement allonger.

D'ailleurs, sans cette continuité d'action des diverses pièces de l'appareil, on perd la nuit ce qu'on a gagné le jour et le lendemain, l'allongement obtenu la veille.

La résistance des muscles a, comme on le sait, beaucoup d'analogie avec celle des ressorts en spirale ; aussitôt qu'on cesse de les étendre, ils reviennent sur euxmêmes ; et leur force de rétraction est aussi grande que le premier jour de l'application de l'appareil. Mais de même que ces ressorts perdent de leur bande, c'est-à-dire restent allongés par une extension continuelle et sans interruption, de même aussi les muscles raccourcis se sentant étendus se contractent d'abord fortement, ce qui rend le traitement plus gênant dans les premiers temps ; mais bientôt ils se fatiguent, perdent de leur énergie, et reprennent leur longueur normale.

Aussi, les malades qui desserrent leur appareil pour se soulager, disent-ils, s'abusent complétement; car, par ces manœuvres maladroites, ils réveillent, dans les muscles en partie engourdis des contractions nouvelles, une plus grande résistance à vaincre pour le lendemain et prolongent ainsi indéfiniment leur traitement. Tandis que ceux qui sont plus patients, au bout de quelques jours d'une gêne supportable, voient survenir promptement de rapides progrès ; le traitement, après cette première résistance vaincue, leur semble facile et leur guérison assurée. J'en ai vu quelques-uns resserrer euxmêmes l'appareil, lorsqu'ils sentent que les muscles cèdent et que le pied se redresse.

Cependant, il est nécessaire de réappliquer souvent les diverses pièces du bandage pour varier les points de pression, délasser les parties et en favoriser la circulation.

On doit alors, en enlevant doucement chaque pièce de l'appareil, maintenir le pied, afin de ne pas réveiller les contractions des muscles qui sont souvent engourdis par l'extension et l'immobilité, et l'empêcher par là de revenir brusquement à sa position vicieuse, ce qui occasionnerait de vives douleurs.

Il est bien ensuite de frictionner le membre avec une flanelle légèrement imprégnée de baume Fioraventi; mais il faut toujours se mettre en garde sur l'espèce de bien-être que le malade éprouve par le contact de l'air libre; car l'état de moiteur où se trouve en général le pied, favorise son redressement et doit être conservé; mais encore parce que le retour des contractions musculaires est à craindre. Toutefois, ces moments où le pied reste sans appareil, toujours d'une courte durée, sont utilement employés en manipulations méthodiques qui préparent le membre difforme à céder de nouveau à l'action des machines et à lui donner de la souplesse, surtout lorsque le malade ne contracte point ses muscles, ce qu'on ne doit jamais oublier de lui recommander ou d'exiger de lui par une position convenable. Ce massage, qui est l'âme de l'orthopédie, doit se faire avec mesure, de manière qu'il soit proportionné à la nature de l'obstacle à vaincre, et à la suceptibilité des sujets; c'est ainsi qu'on abrège la gêne et quelquefois les douleurs qui accompagnent le traitement chez les individus nerveux.

Par un massage peu méthodique, au contraire, on irrite les parties rétractées, on les dispose peu à céder, et le traitement qui n'est plus qu'une série de souffrances, n'a pas moins de durée. En effet, l'action des appareils ne peut-être continuée avec le même déve-

3

loppement de force que dans les massages violents ;
or, les muscles momentanément allongés reviendront
sur eux-mêmes, si les diverses pièces de l'appareil n'a-
gissent point avec la même énergie, ou bien on sera
obligé de desserrer celle-ci, et, dans ces deux cas, l'extension au lieu d'être lente et graduée, ne s'opère plus
que par sacades et sans bénéfice pour le malade.

Le médecin-praticien, dans cette opération, si fé-
conde en résultats avantageux, quand elle est bien dirigée, doit, je le répète, ralentir ou accélérer les mouvements qu'il imprime au membre difforme, suivant les
cas, les individus et certaines circonstances que je ne
crois pas utiles de mentionner d'après ce qui précède.

Après ces manipulations plus ou moins prolongées,
le pied est replacé dans l'appareil, suivant les règles établies plus haut, et les malades se trouvent ordinairement soulagés ; mais il arrive quelquefois, comme l'a-
vait déjà observé un praticien distingué, le docteur
Mellet, que le pansement est suivi, chez quelques-uns,
d'une douleur *momentanée*, circonstance dont il est
bien d'être prévenu, afin de ne pas déranger inutilement l'appareil.

Dans la plupart des traitements de pieds-bots convenablement dirigés, c'est-à-dire lorsque l'application
des appareils sera faite par un chirurgien qui réunira,
à l'habitude pratique le tact nécessaire, et qui pourra
en surveiller les effets le jour et la nuit, les malades,
comme dans une fracture simple de la jambe, n'ont à
peu près aucune douleur à supporter.

Que dis-je ! bien moins que dans ce dernier cas ; car,

libres de leurs mouvements, ils peuvent se transporter avec des béquilles où bon leur semble, tandis que les pauvres fracturés sont condamnés par la routine à une immobilité complète qui devient à la longue un véritable supplice.

Lorsque le malade qui réclame vos soins est atteint d'une déviation du pied, autre que celle connue sous le nom de varus, l'appareil doit subir des changements importants. Ainsi, dans le valgus où le pied est tourné en dehors, on sera obligé de le construire en sens inverse, l'équerre et le levier seront placés au côté interne de l'appareil : dans le talus, s'il diffère peu de celui qui convient au pied-équin, la direction du levier sera entièrement différente, c'est-à-dire qu'on le fera agir d'arrière en avant, tout en se conduisant du reste d'après les mêmes règles adoptées pour les pieds-bots en dedans.

Mais, indépendamment de ces modifications importantes, il en est d'autres très-nombreuses qui deviennent nécessaires dans le cours d'un même traitement. Ces dernières, d'où dépendent tout le succès, varient d'après une multitude de circonstances que la pratique fait apprécier, mais qu'on ne saurait décrire complétement.

Cependant, parmi elles, on peut distinguer les suivantes.

Dans le traitement du pied-équin, lorsque le pied est parallèle à l'axe de la jambe, on place ordinairement l'équerre de l'appareil en dehors, parce que, dans le mouvement de flexion qu'on lui fait exécuter sur la jambe, son bord externe tend toujours à s'arrondir et à former cette saillie anguleuse qu'on remarque dans le varus. Mais si le pied s'infléchit en dedans, une équerre plus élevée devra correspondre à son bord interne.

Si on observe dans le pied, après quelques jours de traitement, une certaine laxité des moyens d'union des surfaces articulaires, par conséquent presque une égale disposition à s'incliner en dehors ou en dedans, il est nécessaire d'avoir recours à deux leviers, l'un à droite et l'autre à gauche ; mais alors ils devront être réunis par leur extrémité supérieure par une sorte de gouttière en tôle pour en régulariser l'action et la rendre uniforme des deux côtés. La même disposition est utile, lorsqu'il existe avec un pied-bot une déviation de la jambe, afin de traiter à la fois ces deux difformités.

On rencontre assez fréquemment dans les pieds-bots en dedans une inflexion latérale interne de l'avant-pied, qui est telle qu'il devient impossible, après plusieurs tentatives, de mettre la plante du pied en contact dans une suffisante étendue avec la semelle de l'appareil. Alors, il convient, pour prendre le contour de la difformité, d'avoir recours à une semelle brisée à peu près à la réunion du tiers postérieur avec les deux tiers antérieurs, comme celle qu'avait conseillé le professeur Boyer. Quand on ne peut pas triompher de la rotation de l'avant-pied sur la tête de l'astragale par un appareil ordinaire, on se trouve bien de l'emploi de la semelle brisée dont nous venons de parler ; mais dont la portion antérieure pivote latéralement sur un axe, à l'imitation des lits à extension en spiral pour les déviations latérales de la taille, que nous avons décrits ailleurs.

D'autres fois l'inflexion et la torsion du pied cédant avec une égale difficulté, il convient de combiner ces deux mouvements sur le même appareil, ce qui nécessite un mécanisme assez compliqué.

Après quelques jours de traitement du pied-bot en dedans, on s'aperçoit souvent que le côté interne du talon n'est pas suffisamment soutenu par la talonnière ou la courroie destinée à cet usage; pour remédier à cet inconvénient, il faut fixer sur le bord interne de la semelle une plaque d'acier en forme d'équerre un peu plus en arrière que celle qui reçoit le levier et garnie également d'un coussin. De cette manière, on maintient parfaitement le talon sur l'appareil, et l'inflexion latérale et interne du pied cède plus promptement à l'impulsion latérale communiquée à sa portion antérieure.

Le sommet de l'angle que forme le pied dans le varus, qui est quelquefois supérieur et latéral externe, s'efface chez certains sujets avec peine, ou plutôt il arrive que le mode de pression employé dès les premiers jours détermine en même temps l'affaissement de l'arcade plantaire. Il faut alors se hâter de modifier l'appareil de manière à agir plutôt latéralement que de haut en bas, comme cela se pratique lorsque la voussure du pied est très-prononcée. On y parvient ordinairement à l'aide d'un coussin placé sur le sommet de cet angle et assujéti par une courroie fixée par l'une de ses extrémités, près du côté externe du talon, et qui vient s'agraffer ensuite en dedans de la semelle à une espèce de crampon d'acier -coudé en équerre et assez élevé pour que la pression soit presque entièrement latérale et très-légère sur le coude-pied. — Quand le pied est tout-à-fait perpendiculaire à la jambe, et surtout quand les orteils recourbés en arrière supportent le poids du corps par leur face dorsale comme dans certains pieds-équins, la disposition de l'appareil a quelquefois besoin d'être changée dans le cours du traitement, celui-ci restant à peu près stationnaire ; on ajoute en conséquence à la partie antérieure de la semelle de bois, ou bien au côté externe de l'équerre, un second levier qui forme un angle plus ou moins ouvert avec l'axe du membre, et qui permet de relever plus facilement l'avant-pied. Dans certaines flexions exagérées du pied sur la jambe (le talus), quelques tentatives pour abaisser son extrémité antérieure déterminent chez certains sujets plus d'élévation à l'arcade plantaire, genre de difformité connue sous le nom de pied creux.

Ce résultat, qui dépend d'une grande faiblesse des ligaments dorsaux et d'une trop grande fixité du calcanéum et de l'astragale, peut même produire une véritable flexion de l'avant-pied sur l'arrière-pied à la réunion des deux rangées des os du tarse, comme j'en citerai une observation remarquable. (1)

Alors, pour arriver à la guérison, on est forcé d'avoir recours à un tirage du talon de devant en arrière, d'établir à cet effet une sorte d'éperon en acier placé solidement sur la partie postérieure de la semelle de l'appareil, et surtout de diminuer l'action du levier chargé d'abaisser la plante du pied.

Les talonnières et les courroies qui doivent tou-

---

(1) Voyez planche 2.ᵉ, fig. 9, avant et observation IV.

jours être taillées sur le pied, de façon à l'embrasser aussi exactement que possible, seront changées dès qu'elles feront des plis susceptibles de blesser le malade.

La coupe de la talonnière offre d'ailleurs une foule de variations suivant la difformité qu'on a à traiter. Ainsi son échancrure postérieure trop étroite pour laisser passer un talon volumineux, devra être élargie, ou bien, si elle est devenue trop large par l'usage pour embrasser solidement un talon peu proéminent et disposer à se relever, on doit la remplacer. L'échancrure antérieure de cette pièce de l'appareil est également susceptible d'être modifiée suivant le volume du pied et certaines circonstances ; par exemple, son bord trop tranchant menace-t-il de produire des excoriations, il faut en disposer la coupe de manière qu'en se prolongeant davantage sur le coude-pied une pression plus large préserve de cet accident.

Les courroies à un seul ou plusieurs chefs, plus ou moins larges, simples ou matelassées, changent aussi souvent de direction et de place, suivant qu'on veut agir sur tel ou tel point, ou en faire varier la pression.

Il en est ainsi des coussins, ordinairement en laine, en caoutchouc, en agaric ou à air; leur forme, leur consistance et leur épaisseur varient beaucoup.

S'agit-il de préserver les malléoles de la compression des équerres, ils auront une forme arrondie et plate, veut-on soulever le bord externe ou interne du pied pour éviter l'affaissement de l'arcade plantaire, ils représentent un carré long ; ou bien, tout en soulevant l'un des bords du pied a-t-on le désir d'établir en même temps une pression douce et molle dans le sens latéral au niveau de l'extrémité antérieure ou postérieure du cinquième os métatarsien, on leur donne une forme coudée. Comme les courroies, les coussins changent souvent de position selon l'effet obtenu ou qu'on désire obtenir.

Quand ils ont acquis trop de consistance par l'usage, on les remplace.

Après le premier ou le second jour de traitement, la peau qui recouvre les parties anguleuses des pieds-bots, rougit malgré l'emploi des coussins les plus mollets, et cela avec une incroyable facilité; alors les malades se trouvent bien de l'application à chaque pansement de petites compresses de toile fine impreignée d'eau végéto-minérale, et surtout d'une cautérisation superficielle et souvent répétée de la peau avec le nitrate d'argent, ce qui la modifie de manière à être peu sensible à la pression.

Je suis parvenu, à l'aide de ce moyen, qui m'est propre, à produire en peu de jours sur les points soumis à une pression presque permanente une sorte de coussin pré-servateur composé de nombreuses couches d'épiderme noircies par le caustique et superposées les unes sur les autres.

Les bons effets que j'en ai obtenus, me portent à croire qu'il peut trouver son application dans des cas analogues.

D'après ce qui précède sur les principales modifica-tions que doivent subir les différentes pièces des appareils nécessaires au traitement des pieds-bots, on conçoit que le médecin doit se charger lui-même de les modifier et de les appliquer. En effet, la disposition des surfaces articulaires des os du pied lui étant familière, le méca-

nisme de la formation de ces difformités ne laissant dans
son esprit aucun doute sur les changements que doivent
subir ces articulations dans la torsion et l'inflexion qu'on
rencontre à la fois dans les pieds-bots du genre composé,
il agira toujours dans le sens le plus favorable à leur
redressement, et ne fera point souffrir inutilement les
malades.

Si le traitement reste stationnaire en d'autres mains,
on ne devra point s'en étonner; car il n'existe pas de
difformités parfaitement identiques: on ne saurait tracer
exactement à l'avance les règles à suivre.

Ce n'est que la pratique, l'habitude et le tact du chirurgien qui peuvent faire triompher de certains obstacles ;
vainement cherchera-t-il lui-même quelquefois à arriver
à la guérison en variant la disposition des pièces de
l'appareil, il faut qu'il invente quelque chose de nouveau, et souvent il s'étonne qu'un changement en apparence peu important ait pu momentanément l'empêcher
d'arriver à son but.

Il n'est pas jusqu'au moral de son malade qui ne
doive l'occuper sans cesse : car, de mauvaises dispositions
d'esprit peuvent rendre le traitement le plus méthodique
impuissant, et lui faire trouver de ce côté plus d'obstacles
que dans la difformité elle-même. Pendant les pansements, je me suis toujours bien trouvé de fixer l'attention des malades, soit en leur faisant rouler la bande qui
doit prévenir par son application l'œdème du membre
affecté, soit par quelque chose qui les intéresse ; les
contractions des muscles sont alors moins nombreuses,
on rencontre moins de résistance, par conséquent on

évite la douleur, et le pied est convenablement placé dans l'appareil.

Si j'ai insisté sur tous ces détails pratiques, c'est qu'en général on n'en tient pas assez compte, surtout aujourd'hui où l'on propose trop légèrement de faire la section des tendons, et qu'on semble ignorer qu'on peut arriver à une entière réussite dans le traitement de la plupart des pieds-bots sans opération, avec de la patience, de la persévérance unies à l'habitude d'appliquer les appareils et de les modifier à propos.

Comme nous l'avons déjà dit, une des causes qui s'opposent le plus au redressement des pieds-bots, consiste dans la contracture d'un certain nombre de fibres musculaires qui inclinent les os de leur côté, en déterminant dans les tendons leurs aboutissants, une tension considérable.

Deux méthodes ont été en conséquence proposées pour guérir ces difformités ; l'une, que nous venons de faire connaître, consiste à étendre par des appareils les muscles raccourcis, d'une manière lente et graduée ; l'autre, à faire la section des tendons et à employer des machines qui en sont le complément indispensable.

Cherchons donc maintenant à faire connaître l'opération de la ténotomie, les procédés suivant lesquels elle se pratique, les cas où elle peut être utile, et si, par cette méthode, le redressement et la guérison sont plus prompts que par les appareils employés seuls et convenablement dirigés.

Le tendon commun des muscles extenseurs, le tendon d'Achille, qui est fortement tendu dans le pied-équin et dans la plupart des déviations du pied en dedans, a été le premier dont on ait fait la section.

Cette opération très-ancienne, paraît avoir été mise en pratique, pour la cure des pieds-bots, dès 1784, par Thilénius, médecin allemand, sur une jeune fille de dix-sept ans, qui guérit, si on en croit les historiens, quoique la peau fût coupée en travers avec le tendon, et qu'il en soit résulté une plaie énorme (1). Ce n'est ensuite qu'en 1811 et 1812, que Michaëlis et Sartorius la pratiquèrent de nouveau. Depuis cette époque, cette opération resta dans le domaine de la médecine vétérinaire.

En France, Delpech (2) fit le premier la section du tendon d'Achille, le 9 mai 1816 ; mais cette opération ayant été accompagnée de quelques accidents, quoiqu'elle pût permettre au malade de marcher dans la suite, fut encore long-temps avant de trouver des imitateurs. Cependant, en 1833, le docteur Stromeyer de Hanovre, publia quelques observations de pieds-bots, traités par la section des tendons (3).

Enfin, dans ces derniers temps, les docteurs Bouvier et Duval répétèrent cette opération. A peu près à la même époque, je pratiquai, assisté par mes confrères et amis MM. Bacqua et Hélie, la section d'une forte bride, dans une déviation du pied en haut, bien décidé à couper

---

(1) *Observations de Médecine et de Chirurgie*, par Thilénius, Francfort, 1789.

(2) *Chirurgie Clinique de Montpellier*, tome 1er.

(3) *Archives Générales de Médecine* 1834.

le tendon de l'extenseur commun des orteils, s'il apportait un trop grand obstacle au redressement. (1)

Depuis, les cas de section du tendon d'Achille sont devenus nombreux.

La ténotomie, d'abord appliquée aux pieds-bots du genre simple, l'a été ensuite à ceux du genre composé. Dès lors, quelques médecins peu jaloux de compromettre les intérêts de l'art, voulant faire de cette opération une méthode exclusive, ont coupé fréquemment aussi les tendons du jambier antérieur du long péronien latéral, etc., et même l'aponévrose plantaire. Toutefois, la ténotomie, qu'on doit éviter généralement, est utile et devient indispensable dans certains cas : par exemple, chez les sujets âgés, où le traitement par les appareils seulement n'a pas permis un succès complet.

Plusieurs procédés ont été mis en usage pour la pratiquer. Dans le pied-équin, Thilénius et Sartorius faisaient agir l'instrument transversalement derrière en avant, et la peau se trouvait comprise dans la section du tendon, qui laissait après elle une large plaie béante, qui augmentait encore d'étendue par la flexion forcée du pied sur la jambe.

Michaëlis, convaincu de la difficulté de cicatriser une si grande plaie, et des accidents qui en pouvaient résulter, ne coupait avec la peau qu'une partie de l'épaisseur des tendons, afin que la portion restante pût s'étendre et se prêter à l'action des appareils.

Le professeur de Montpellier, au contraire, dans le seul cas de section qu'il pratiqua chez un jeune garçon

____

(1) Voyez observation IV.

de six ans, atteint d'un pied-équin, avait eu le soin
d'éviter la lésion des téguments qui recouvrent le tendon
d'Achille ; cependant, une supuration abondante, et une
exfoliation tendineuse superficielle en furent le résultat.

Son procédé consistait à introduire à plat la lame d'un
bistouri droit, en avant du tendon, de manière à inciser
la peau parallèlement à l'axe de la jambe, et des deux
côtés à la fois, dans l'étendue d'environ trois centimètres. Puis, il divisait ensuite le tendon transversalement,
avec un bistouri convexe, dont le tranchant était dirigé
de devant en arrière, de manière à ne pas blesser les
téguments.

M. Stromeyer, simplifiant le procédé de Delpech, pra-
tiquait cette opération par une section transversale de la
peau, en enfonçant au-devant du tendon un bistouri
étroit et convexe, qui ne laissait d'autres traces de son
passage que deux petites plaies latérales.

M. le docteur Bouvier a cherché ensuite à apporter
des perfectionnements aux procédés de ces deux derniers chirurgiens ; d'abord, en ne faisant avec un bistouri droit qu'une ponction transversale à la peau,
près de l'un des bords du tendon, qui permet de
glisser à plat un bistouri convexe, à pointe mousse, et
de faire la section sans risquer de piquer la peau du côté
opposé. Mais ce médecin préfère opérer de la manière
suivante : Après avoir fait sur le côté du tendon une
piqûre longitudinale à la peau, seulement de cinq millimètres d'étendue, il introduit entre les téguments et le
tendon une sorte de petit couteau droit, n'ayant que
trois millimètres de largeur à sa base, plus étroit encore

et arrondi à sa pointe, et coupe ainsi le tendon de sa face cutanée à sa face profonde.

M. Duval, comme dans le procédé de M. Stromeyer, divise avec un bistouri convexe le tendon d'Achille, de devant en arrière; mais évite d'entamer la peau du côté opposé. Enfin, plusieurs autres médecins, français et étrangers, ont fait quelques sections isolées, en suivant l'un des procédés que je viens de décrire.

Depuis l'année 1837, j'ai coupé le tendon d'Achille plusieurs fois, d'après le procédé de M. Stromeyer, modifié par M. Duval, et les deux autres de mon estimable confrère M. Bouvier.

Ces trois procédés, les seuls qui doivent rester dans la pratique, présentent cependant quelques inconvéniénts.

Dans celui de M. Bouvier, qui consiste à faire la section sous-tendineuse, avec un bistouri convexe à pointe mousse, après avoir préalablement fait une ponction à la peau, on trouve d'abord l'inconvénient d'être obligé de se servir de plusieurs instruments, ce qui prolonge l'opération, et augmente par conséquent l'anxiété du malade qui, ordinairement après la ponction se croit opéré; ensuite, le chirurgien rencontre quelquefois de la difficulté à introduire le bistouri convexe, arrondi à sa pointe, à travers la petite ouverture de la peau, et sous le tendon, soit que la ponction n'ait pas été assez profonde, soit que l'instrument mousse se pourvoie dans l'épaisseur des tissus, et ne rencontre point la couche de tissu cellulaire lâche qui unit le tendon aux parties profondes.

Les mêmes inconvénients existent encore à un plus

haut degré dans la section sus-tendineuse, que préfère le médecin que nous venons de citer.

Car, on peut craindre que l'instrument très-ténu dont il se sert alors, ne se brise entre des mains inhabiles. Les avantages que paraît lui offrir cette dernière manière d'opérer sont-ils bien fondés! L'ecchymose, qu'il dit avoir plusieurs fois observée chez ses malades (1), ne tient-elle pas à l'étroitesse de la plaie extérieure, et la direction longitudinale qu'il lui imprime ne devient-elle pas illusoire, quand il s'agit d'une plaie de cinq millimètres d'étendue?

Mais on ne doit pas craindre l'inconvénient qu'on a reproché à tort à ce procédé, celui d'exposer l'opérateur à blesser la veine saphène externe, qui avoisine le côté externe du tendon, et l'artère tibiale postérieure placée à son côté interne, assez profondément située et que protège d'ailleurs une couche aponévrotique.

Cette manière d'opérer, comme je l'ai dit plus haut, restera probablement dans la pratique, et ce n'est que chez les sujets où le tendon forme peu de saillie qu'on doit peut-être la proscrire.

Le procédé de M. Stromeyer, qui a l'avantage de n'exiger qu'un seul instrument, expose néanmoins le chirurgien à traverser les tégumens du côté opposé où l'instrument est entré, et demande par conséquent une certaine habitude.

Il présente aussi l'inconvénient, qu'il partage du reste avec tous les autres procédés connus jusqu'à ce jour,

---

(1) Voyez Mémoires de l'Académie Royale de Médecine, t. VIII.

de couper le tendon plutôt en pressant qu'en sciant.
En effet, chez les sujets dont le tendon est très-déta-
ché, la peau qu'il soulève forme un pli qui a peu d'é-
paisseur, par conséquent l'étendue transversale que doit
parcourir l'instrument étant très limitée, on ne peut lui
imprimer que de petits mouvements de va et vient, presque insensibles, ce qui oblige à appuyer fortement son
tranchant sur le tissu tendineux pour le diviser.

Les changements suivants, que j'ai apportés dans le
mode d'opérer de M. Stromeyer, me paraisent rendre la
section du tendon d'Achille beaucoup plus facile et plus
prompte.

L'instrument, ou ténotome que j'emploie, est une sorte
de bistouri convexe, monté comme un scapel; sa lame
a six centimètres de longueur et six millimètres dans sa
plus grande largeur, qui. correspond à la réunion de son
tiers antérieur avec ses deux tiers postérieurs; sa pointe
est forte, bien acérée, et son tranchant n'occupe que la
moitié de sa longueur.

Le malade étant couché en pronation sur son lit ou sur
les genoux d'un aide, je fais maintenir le bas de la jambe
solidement. Quel que soit l'âge du malade, je saisis moi-
même le pied d'une main, et, après l'avoir fait fléchir pour
que le tendon se trouve dans l'extension, l'instrument est
ensuite tenu de l'autre main en quatrième position.

C'est alors que je l'enfonce à plat au-dessous du tendon, environ à trois centimètres de son insertion, le
dos de l'instrument correspondant à la paume de la main ;
non dans une direction transversale à l'axe du membre, comme dans les autres procédés, mais bien obliquement et suivant un angle aigu d'environ 120 degrés,

de manière que c'est plutôt l'extrémité antérieure et convexe du tranchant du ténotome qui se trouve en contact avec la face interne de la peau du côté opposé que sa pointe, ce qui expose beaucoup moins les téguments à être blessés.

Après ce premier temps de l'opération, lorsqu'on juge que l'instrument a dépassé l'épaisseur du tendon, son tranchant est tourné en arrière, et la section se fait en sciant et d'un seul coup, si on a bien le soin de baisser le manche du ténotome, pour profiter de toute la longueur de la partie tranchante et convexe de sa lame.

Aussitôt, un craquement sourd et brusque se fait entendre, la main qui tient le pied sent la cessation d'une résistance, et l'instrument ayant cessé d'agir, pour ne pas blesser la peau, est retiré à plat dans la même direction qu'il était entré, pour conserver à la plaie sa forme longitudinale et son étendue, qui est à peine de 7 à 8 millimètres.

Par ce procédé, on n'est point exposé à blesser l'artère tibiale, qui est d'autant plus profonde qu'on s'éloigne davantage de l'insertion du tendon au calcanéum, et l'obliquité de la plaie, tout en favorisant l'écoulement du sang, permet surtout une cicatrisation plus facile, la gaîne celluleuse du tendon n'étant point coupée transversalement.

Lorsque le tendon est divisé, son extrémité supérieure remonte par la rétraction des fibres musculaires, et on distingue entre les deux bouts un intervalle ou vide de deux à trois centimètres qui se remplit d'une petite quantité de sang qu'on a le soin d'expulser par la pression des doigts.

4

Il ne reste plus ensuite qu'à réunir la plaie extérieure par une bandelette agglutinative, et à placer le pied dans l'appareil où, par une extension très-légère, on reconnaît la flexion que la section du tendon d'Achille permet d'obtenir.

Quelques chirurgiens, dans la crainte de ne point voir les bouts du tendon se réunir, attendent plusieurs jours pour pratiquer l'extension.

Mais l'expérience a démontré que la substance intermédiaire se forme très-promptement au moyen de la gaîne celluleuse du tendon, alors même que ses deux bouts sont maintenus dans un écartement assez considérable, et que si on attend un commencement d'adhésion, la flexion du pied sur la jambe devient d'autant plus douloureuse que cette substance aura déjà acquis plus de solidité. Il n'est pas sans exemple de trouver après un temps très-court une cicatrice assez solide pour perdre les avantages de la section. En effet, dès le troisième jour, la petite plaie de la peau est cicatrisée, et l'intervalle ou vide dont nous venons de parler, est remplacé par un gonflement du tissu cellulaire qui entoure le tendon et qui sert de base à la substance intermédiaire. Plus tard, du 10.ᵉ au 15.ᵉ jour seulement, cette substance, sorte de cordon fibreux, acquiert assez de volume pour qu'on distingue avec peine l'endroit de la section tendineuse. Bientôt les mouvements d'extension du pied que le malade peut exécuter lui-même, prouvent que la continuité du tendon est entièrement et solidement rétablie.

Dans beaucoup de pieds-bots, après l'opération de la

ténotomie, on est, du reste, bien loin d'avoir vaincu toutes les résistances qui s'opposent au redressement.

Or, la promptitude avec laquelle l'adhésion des deux bouts du tendon se produit comme nous venons de le dire, impose d'avoir recours immédiatement aux moyens extensifs.

Cette circonstance fâcheuse ici, ne doit jamais autoriser à violenter le pied dans les premières semaines du traitement, et devra toujours faire préférer les appareils seuls, qui laissent tout le temps d'en graduer l'action, toutes les fois qu'on les croira susceptibles de rendre au pied sa forme normale. On doit même imiter la conduite du chirurgien de Hanovre, qui n'eut recours à la section qu'après avoir employé des appareils avec peu de succès.

Ceci est surtout applicable aux pieds-bots du genre composé, où, la résistance dans les ligaments et dans les os est encore souvent considérable après la section. On conçoit d'ailleurs, que cette opération est sans effet sur l'inflexion et la torsion de l'avant-pied, et qu'il faudra préalablement réduire la difformité à l'état de pied-équin avant d'y avoir recours.

Mais cette première période du traitement des déviations des pieds-bots, en dedans et en dehors par les seuls moyens mécaniques, ayant encore paru trop longue à des chirurgiens peu soigneux ou s'en rapportant pour appliquer leurs appareils à des mains étrangères, la ténotomie a trouvé bientôt de nombreuses applications, et la section du tendon d'Achille a été suivie de celles de la plupart des tendons du pied. Quoi qu'il en soit, malgré cet abus blâmable, si l'application de l'appareil qui doit avoir pour

effet de ramener et de maintenir le pied après plusieurs
sections dans le sens contraire à la déviation, n'est pas
faite suivant les règles que nous avons établies plus haut,
la guérison deviendra impossible, le tendon aura repris
sa solidité avant qu'on ait pu obtenir le redressement du
pied dévié. Mais, j'admets qu'après la section cette application soit méthodique et faite avec exactitude, le redressement sera-t-il toujours plus prompt que par les seuls
moyens d'extension. J'ai de fortes raisons d'en douter,
du moins pour un bon nombre de sujets, comme quelques observations qui suivent le prouveront.

Lorsque le pied sera rendu à peu près à sa conformation naturelle par l'une ou l'autre des méthodes que nous
venons d'exposer, on peut essayer de faire marcher les
malades avec les appareils; cet exercice salutaire à leur
santé empêche les jambes de s'engourdir par un trop long
repos, et peut même aider à compléter le traitement. En
effet, lorsque le pied réduit à l'état de pied-équin ne présente plus qu'un angle de 60 degrés, le poids du corps
reposant sur l'avant-pied, fait descendre le talon et rend
ordinairement l'action du levier plus efficace.

L'appareil doit être alors construit très-solidement; car,
par la marche, il se dérangerait et exigerait de fréquentes
réparations.

Dans les pieds-équins à un faible degré, traités par la
section, la marche ne peut pas être permise avant le ving-
tième jour, si le redressement est assez avancé.

A cette époque, il n'existe plus de vide ou de dépression entre les deux bouts du tendon, la substance intermédiaire qui en a rétabli la continuité a acquis une résistance suffisante.

En général, lorsque le pied ne porte sur le sol que par une petite étendue de sa face plantaire, des pressions peuvent s'établir, soit sur son bord externe, soit sur son bord interne, agir dans le sens opposé à l'appareil et par conséquent apporter un grand retard à la guérison ; alors la marche doit être interdite. Cependant, comme il importe de ne pas priver les malades d'exercice, l'usage des béquilles sera permis, quand il n'y aura qu'un pied dévié ; et, lorsqu'ils le seront tous les deux, une gymnastique spéciale devient nécessaire.

Mais après avoir redressé le pied, il faut encore le mettre en état de conserver cette bonne direction, et, à cet effet, il convient, toutes les fois que ce sera possible, d'imprimer aux articulations de légères inflexions dans le sens contraire de celles qui caractérisaient la difformité.

Cette précaution est d'autant plus nécessaire, que lorsque le malade abandonne l'appareil actif, il y a encore une prédominance d'action dans certains muscules, qui tend à ramener le pied dans une direction vicieuse.

Il existe même quelquefois après le traitement actif une grande faiblesse des muscles fléchisseurs, et même une paralysie partielle ; par exemple, celle des muscles péroniens latéraux.

Dans la plupart des pieds-bots, comme l'a observé Delpech, et j'ajouterai surtout quand ils n'existent que d'un côté, les os du pied présentent peu de variations dans leur forme, comme nous l'avons déja dit ; parce que, dans ce cas, le sujet évite d'appuyer le pied dévié sur le sol en se servant d'une béquille. La grande habitude qu'il a acquise, en quelque sorte, de ne marcher que sur sa bonne jambe, fait prendre alors à celle-ci un développement remarquable.

Mais chez les sujets âgés, dont les deux pieds sont fortement déviés à la fois, et qui ont beaucoup marché, la pression fréquente des os empêche la nutrition dans certains points; de là, quelques changements dans la coupe des surfaces articulaires.

Les ligaments qui unissent les os du tarse et du métatarse sont d'ailleurs toujours modifiés dans les divers pieds-bots ; les uns sont relâchés, les autres raccourcis.

Il est vrai qu'un traitement bien dirigé, des massages fréquents précédés de frictions toniques, l'exercice de la marche en temps opportun, etc., ont modifié heureusement ces déformations; que les muscles et les téguments raccourcis sont allongés; qu'ils ont recouvré une partie de leur énergie ; que les surfaces articulaires déformées, ayant été soumises à des pressions méthodiques, du côté volumineux, tandis que l'autre ayant cessé d'être comprimé, seront presque dans un état normal; toujours est-il que le pied ne doit pas être abandonné à lui-même.

Le pied redressé est faible, et ne saurait par conséquent remplir toutes ses fonctions ; l'appareil de redressement ne lui ayant permis que des mouvements très-restreints, les muscles sont encore inhabiles à lui imprimer une bonne direction, les surfaces articulaires sont loin d'avoir leur poli et manquent de la synovie qui doit les lubrifier et en faciliter les glissements : il réclame donc encore une surveillance active et beaucoup de soins.

Cette seconde partie du traitement toute contentive ou de convalescence, est d'une grande importance, et consiste à rendre successivement au membre tout entier la liberté dont il a été privée. Elle ne saurait être négligée en vain et demande par conséquent à être bien dirigée. L'appareil de redressement devenu moins nécessaire, sera alors simplifié pour être porté seulement pendant la nuit, et le malade habitué à son usage n'en dormira pas moins aussi bien que s'il avait les pieds libres.

J'en ai même rencontré quelques-uns, qui ne pouvaient dormir sans avoir le pied maintenu par l'appareil, lorsqu'il y avait déjà plusieurs mois que le traitement actif était abandonné.

Le pied entièrement débarrassé de ses liens étant habitué à être serré, se gonfle par la chaleur du lit, un sentiment de picotement, de démangeaison tient le malade éveillé, et le gonflement rend difficile le lendemain matin la réapplication du brodequin contentif.

Cette observation se rencontre d'ailleurs fréquemment dans la pratique chirurgicale toutes les fois qu'on a eu long-temps recours à la compression d'un membre, à la suite d'une fracture, par exemple.

L'appareil de jour, qui n'exige plus de bandage roulé, établi sur un brodequin, est en général fort simple; deux tiges latérales à charnière au niveau des maléoles le composent, toutes les fois que le pied a bien repris sa conformation naturelle, que les mouvements de flexion dépassent l'angle droit. Mais si le talon a la moindre tendance à remonter, que les muscles antérieurs et latéraux de la jambe sont restés faibles, il est nécessaire de le remplacer par l'appareil d'Ivernois.

Celui-ci en diffère, parce que la tige supérieure est articulée avec l'étrier, de telle sorte que l'extrémité antérieure du brodequin se relève à chaque pas par l'effet d'un ressort en batterie de fusil fendu à son extrémité libre, pour recevoir le bout d'une chaînette qui est articulée avec une sorte de noix montée sur un pivot carré que porte l'étrier. Une précaution importante alors, c'est de bien assujétir le talon au fond du brodequin, lorsqu'il cherche à s'en détacher; on y parvient quelquefois par une coupe convenable de la chaussure sur le coude-pied, ou mieux, en faisant coudre dans son intérieur, latéralement au talon, deux courroies qu'on lace sur l'articulation tibio-astragalienne. D'autres modifications sont quelquefois importantes. Si le genou est dévié en dedans ou en dehors, l'appareil sera prolongé jusqu'au milieu de la cuisse pour maintenir cette articulation, ou bien dans le cas où la totalité du membre éprouverait un mouvement de rotation en dedans à chaque pas, comme dans quelques varus, ou en dehors comme dans le valgus, il devra être fixé par son extrémité supérieure à une ceinture ou à deux plaques iliaques qui entourent le bassin.

La qualité essentielle de tout appareil contentif, est d'être simple, léger, le moins gênant possible, et pouvant permettre au malade tout mouvement qui ne sera pas susceptible de faire reparaître la difformité.

Leur usage sera continué jusqu'à ce que le pied ait repris assez de force pour pouvoir être abandonné à lui-même, c'est-à-dire, pendant un temps variable, suivant la nature de la difformité, l'âge des sujets et beaucoup de circonstances.

Ainsi, tant que les malades n'auront pas perdu l'habitude qu'ils avaient contractée avant le traitement de mal diriger leurs pieds, que les muscles fléchisseurs ou péroniers n'auront pas repris une force capable de contrebalancer l'action de leurs antagonistes, il sera nécessaire. Sous ce dernier rapport, le traitement contentif doit être l'objet des plus grands soins; on ne devra rien négliger pour ramener l'énergie dans les muscles faibles.

L'exercice de la marche bien dirigé est surtout un moyen puissant pour y parvenir, quand les muscles affaiblis sont aidés dans leurs contractions par des ressorts qui deviennent un stimulant précieux par l'obligation où ils mettent le pied d'exécuter de fréquents mouvements de flexion et d'extension. Mais ces ressorts ne devront jamais être assez puissants pour équilibrer à eux seuls l'action musculaire, car alors on obtiendrait un effet opposé à celui qu'on se propose; les muscles faibles doivent toujours agir de concert avec eux, et à mesure qu'ils prennent de l'énergie, que le pied se maintient plus solidement de lui-même, la force des ressorts doit être diminuée.

On ne saurait trop d'ailleurs recommander aux malades ou aux personnes chargées de surveiller avec exactitude le traitement, de faire leurs efforts pour que l'exercice de la marche ait lieu d'une manière régulière ; presque toujours les sujets marchent inégalement, l'un des pieds se porte plus en avant que l'autre, et surtout avec une vitesse inégale; le membre sain a toujours hâte de prêter au corps une nouvelle base de sustentation, comme si le pied redressé n'avait pas la force d'en supporter le poids! Après quelques semaines, les malades prennent confiance dans leurs forces, le pied se pose sur le sol avec plus d'assurance ; mais chez quelques-uns, soit habitude, soit étourderie, il devient difficile de les empêcher de boiter. Alors divers exercices sont utiles, on fait marcher le malade entre les échelons d'une échelle couchée à terre, ou qui en est plus ou moins élevée pour les obliger à fléchir les jambes sur les cuisses, et celles-ci sur le bassin. L'action de monter et descendre les escaliers en alternant tantôt avec le pied gauche, tantôt avec le pied droit en avant et avec le soin d'appuyer la totalité de leur face plantaire sur les marches, présente aussi des avantages, ainsi que celle de faire mouvoir la pédale d'un tour, etc. Mais il faut éviter de les laisser courir et sauter, dans la crainte de déterminer des contractions vives dans les muscles du mollet si disposés à faire remonter le talon.

Enfin, par le massage, des douches de vapeur, des frictions stimulantes qui sont des auxiliaires puissants de l'exercice, on parvient, à force de soins, de temps et de persévérance, à donner aux muscles les plus faibles, la force de maintenir le pied droit, de rétablir l'équilibre musculaire et le jeu des articulations.

Après la section du tendon d'Achille, le traitement contentif acquiert encore plus d'importance et doit avoir plus de durée qu'après le traitement par les seuls moyens mécaniques, comme il sera facile de s'en convaincre par le raisonnement et l'observation.

Si le redressement est plus prompt par la section chez les sujets âgés, il faut convenir que cette opération peut entraîner quelquefois à sa suite l'ecchymose, l'œdème, l'érysipèle du membre et peut-être l'exfoliation du tendon, si l'appareil établit une compression un peu forte à l'endroit où il a été coupé.

Dans beaucoup de cas, au contraire, les sujets traités par les appareils seulement, ne courent point les chances défavorables de la section, le redressement ne se fait pas plus attendre, et la guérison est bien plus prompte.

En effet, après la ténotomie qu'arrive-t-il? le chirurgien place le pied dans l'appareil, l'y laisse assez souvent dans l'immobilité pendant deux jours, pour que la substance intermédiaire aux deux bouts du tendon ait le temps de se former. Puis ensuite, craignant une trop forte adhésion, il cherche à ramener le pied dans la flexion sur la jambe jusqu'à ce qu'il forme un angle droit. Mais souvent, après la section, il trouve une résistance à laquelle il était loin de s'attendre ; alors la substance intermédiaire perd son extensibilité avant que le pied soit redressé ; quelquefois la crainte d'être obligé d'avoir recours à une seconde opération fait que le traitement n'est pas dirigé avec la réserve convenable, qu'une inflammation ulcérative ou la mortification de la peau du coude-pied survient, qu'enfin l'appareil ne pouvant plus être conservé, la cicatrice tendineuse se retracte, et le malade, rebuté par une tentative infructueuse, conserve sa difformité

Si le pied peut quelquefois être ramené sans trop d'obstacles à sa conformation naturelle, quelques semaines après la section du tendon d'Achille, qu'on ne se flatte point de faire toujours marcher les malades immédiatement,

Il est d'observation que ceux qui ont été traités par cette méthode , éprouvent souvent à chaque pas des douleurs très-vives dans les articulations du pied, pendant plusieurs mois.

Or, comment pourrait-il en être autrement, puisque l'on met en contact des surfaces articulaires, raboteuses, inégales, à peu près dépourvues de cartilages et de synovie, dont chaque mouvement doit être par conséquent difficile et douloureux.

Le massage, qui a été négligé en général pendant le traitement, ou trop peu de temps continué, devient donc indispensable, pour donner aux articulations leur poli et la liberté de mouvement. Ce moyen si puissant n'aura point, comme dans le traitement par les appareils, stimulé, provoqué les contractions des muscles fléchisseurs les plus faibles, et ceux du mollet ayant perdu leur degré de tension normale, par l'effet de la section, qui les allonge outre-mesure, s'atrophient, comme l'a observé Delpech (1).

Cet inconvénient grave, qu'on peut reprocher à l'opération de la ténotomie, a été nié par quelques écrivains modernes (2), quoiqu'on l'observe ordinairement après la rupture ou la division accidentelle du tendon d'Achille, et que des faits semblent l'affirmer ; entre autres, le malade opéré par le savant chirurgien que nous venons de citer, qui, 20 ans après avoir été soumis à la section

---

(1) *Orthomorphie*, t. 1.er, p. 274 et 340.

(2) Velpeau, *Nouveaux Eléments de Médecine Opératoire*, 2.ᵉ édition, t. 1.er, p. 530 ; et Bouvier, *Mémoires de l'Académie Royale de Médecine*, t. 8.

du tendon, a présenté à M. le docteur Bouvier le mollet très-élevé, peu saillant, et la jambe offrant à peine la moitié du volume du côté opposé. (1)

Nous avions donc raison d'avancer que le traitement contentif doit être d'une plus longue durée chez les sujets traités par la section, que chez ceux qui le sont seulement par les appareils.

Ainsi, si le redressement est plus prompt dans quelques cas, par la première méthode, la guérison ne s'en fera pas moins attendre. La cure radicale des pieds-bots ne consiste pas, je le répète, à obtenir un prompt redressement ou à rétablir des rapports normaux entre les surfaces articulaires déviées, mais bien à rendre au pied, avec sa forme naturelle, sa souplesse, et à rétablir l'équilibre dans les puissances musculaires qui le mettent en mouvement, afin qu'il puisse conserver sa bonne direction, et remplir l'usage que la nature lui a assigné.

De tout ce qui précède, je crois devoir conclure que le médecin, quelle que soit la méthode adoptée, doit bien se convaincre que, dans le traitement des pieds-bots comme dans beaucoup d'autres branches de la chirurgie, il faut s'armer d'une grande patience, ne négliger aucun détail pratique, apporter les plus grands soins dans l'application des bandages, lorsqu'ils sont jugés nécessaires ; chercher des ressources dans l'expérience d'autrui et la sienne propre ; ne rien négliger, en un mot, pour arriver à la guérison.

Alors, au lieu de se décourager et d'accuser l'art d'impuissance, toutes les difformités des pieds, par exemple,

---

(1) Ouvrage cité.

toutes celles dont les surfaces osseuses ne seront pas at-
teintes d'ankylose complète, deviendront curables, même
chez les adultes, quand les malades seront intelligents
et dans de bonnes dispositions morales.

OBSERVATION PREMIÈRE.

*Fille, 11 ans; varus congénial double, traitement
par les moyens mécaniques, sans section de tendon.*

Mlle Bosque de Lavau (Loire-Inférieure), âgée de
11 ans, née avec deux varus, marchait très-difficilement avec des béquilles, en août 1827, époque où ses
parents réclamèrent mes soins.

Les pieds fortement déviés en dedans se croisaient
l'un par-dessus l'autre, lorsque la jeune personne essayait
de faire quelques pas.

La déviation était à peu près égale des deux côtés.
L'avant-pied, latéralement fléchi sur l'arrière-pied, se
trouvait tordu sur lui-même, de manière que la face dorsale présentait au niveau du cuboïde d'anciennes ulcérations, déterminées par la pression du sol.

Les mouvements des pieds étaient à peu près nuls,
et se bornaient en partie aux orteils ; cependant, après
quelques efforts de contraction, le muscle jambier antérieur fléchissait légèrement le pied, en le portant en
dedans.

Les jambes grêles étaient d'égale longueur, et les
muscles du mollet n'avaient pas subi un grand raccourcissement, l'os du talon et l'astragale ayant presque conservé leur position naturelle.

L'opération de la section du tendon d'Achille, à peu près inconnue à cette époque en France, où elle avait été pratiquée une seule fois seulement, par le professeur Delpèch, ne me parut pas indiquée ; en conséquence, après avoir obtenu la cicatrisation des plaies, et plus de souplesse dans les parties déviées, par un massage méthodique, deux appareils, presque semblables à celui de Venel, furent appliqués. Pendant les premiers jours, leur action bien supportée permit d'obtenir un redressement très-marqué ; mais, les pieds étant devenus douloureux, il fallut en renouveler l'application plusieurs fois le jour, ce qui rendit le calme à Mlle Bosque.

Après deux mois de traitement, les pieds étaient en quelque sorte parallèles aux jambes et fléchis à angle droit ; toutefois, la torsion subsistait encore à l'avant-pied, dont le bord externe était toujours plus abaissé que l'interne, surtout à droite.

Le peu d'expérience que j'avais alors dans ce genre de traitement me fit négliger ce caractère si remarquable dans les pieds-bots du genre composé ; néanmoins, notre jeune malade put marcher sans béquille, à la fin de décembre 1827. Peu à peu, la pression forte supportée par le quatrième et cinquième os métatarsien rendit la peau calleuse dans ce point, et la marche, avec des brodequins contentifs, devint plus facile.

OBSERVATION IIe

Sexe féminin ; 13 ans ; pied équin accidentel du côté droit. Redressement en trois mois et demi, par les appareils.

Mlle Clara S....., de Nantes, âgée de 13 ans, d'un tempérament nerveux, était atteinte, depuis deux ans, de douleurs rhumatismales très-vives dans le membre inférieur droit, qui déterminèrent une rétraction des muscles extenseurs du pied.

Dans la station, la jambe était habituellement tenue demi-fléchie, par suite de l'excès de longueur que l'extension forcée du pied donnait au membre ; ce qui produisait une forte claudication ; les orteils reposaient seuls sur le sol, et le talon, fortement soulevé, s'en trouvait éloigné de huit centimètres.

La jeune personne, couchée en pronation, et les deux membres inférieurs étendus, la jambe droite un peu amaigrie parut plus courte aux assistants, ce qui fit émettre la pensée qu'il pouvait bien y avoir raccourcissement dans la continuité des os ; vainement j'affirmai que cette différence de longueur *apparente* tenait seulement à l'élévation du talon, qui pourrait s'abaisser par l'allongement lent et gradué des muscles jumeaux et solaires, dont le tendon commun était fortement tendu, comme dans les pieds équins. Quelques jours après cette consultation, qui eut lieu le 4 juillet 1835, M.ᵐᵉ S.... partit pour Paris avec sa demoiselle, et consulta le professeur Marjolin et M. le docteur Mellet, qui confirmèrent l'un et l'autre mon diagnostic.

Dès-lors, le traitement nous fut confié, et M.ˡˡᵉ S.... entra à l'établissement des dames Jacob, en août 1835.

Le sabot de Venel, auquel je fis subir quelques modifications, fut appliqué matin et soir, après un massage méthodique, renouvelé à chaque pansement.

Les premiers jours, l'action de l'appareil fut augmentée

très-progressivement; cependant, la malade, d'une grande
susceptibilité nerveuse, chercha plusieurs fois à s'y sous-
traire, circonstance fâcheuse, qui détermina plusieurs
fois, pendant la durée du traitement, des crampes vives
dans les muscles du mollet, et qu'on aurait pu prévenir
par plus de docilité. En effet, dans des cas semblables, les
muscles extenseurs ne sont ordinairement le siége de
contraction que les premiers jours, et, si on ne dessert
point l'appareil, les muscles se laissent allonger ensuite
sans douleur. Tandis que, comme chez notre jeune malade, les muscles, momentanément relâchés, conservent
l'habitude de contractions continuelles. Une surveillance
très-active ayant été exercée le jour et la nuit, le pied
atteignit, en moins de deux mois, un angle de 125 degrés.

A cette époque, l'appareil pouvait être supporté avec
une assez forte constriction, sans produire de douleur
au coude-pied; nous permîmes alors à Mlle S.... de marcher. Dans cet exercice, le poids du corps était encore
transmis au sol par les orteils; mais comme le pied ne
présentait aucune autre difformité qu'une extension alors
légère, il favorisait l'action du lévier de l'appareil, en
faisant descendre le talon.

Les crampes des muscles du mollet ne se reprodui-
sirent plus qu'à de longs intervalles, et le pied qui dé-
passa l'angle droit, en trois mois, pouvait reposer sur
toute sa face plantaire. La progression devenant de
plus en plus facile, on substitua à l'appareil, pour le
jour seulement, un brodequin à tige d'acier, portant
un ressort destiné à retenir le pied dans la flexion.
Quelques exercices gymnastiques, prescrits sur la fin

du traitement, rendirent à la jambe son volume, et au pied la souplesse et toute l'étendue de ses mouvements. Cinq années sont venues confirmer la solidité de la guérison de Mlle S ...., qui marche depuis cette époque avec une chaussure ordinaire, et sans la moindre claudication.

OBSERVATION IIIe.

Garçon, 12 ans, varus accidentel depuis l'âge de 2 ans, époque où une hémiplégie à droite fut suivie de contracture des extenseurs du pied : redressement en quarante jours, sans section de tendon.

Jules Flehic, de Nantes, marchant bien à 2 ans, fut atteint d'une paralysie du côté droit, qui laissa le membre inférieur très-faible et atrophié.

Dans la marche, qui ne pouvait avoir lieu, sans soutien étranger, la jambe droite se traînait sur le sol ; mais peu à peu les mouvements devinrent plus libres. Cependant, les muscles fléchisseurs n'ayant point recouvré leur énergie comme les extenseurs, le pied, d'abord étendu, se renversa ensuite complétement sur sa face dorsale, par le poids du corps. (1)

On parvenait avec la main à diminuer sensiblement la torsion et l'inflexion latérale du pied.

Lorsque le malade était debout, seulement sur la jambe gauche, et s'appuyant sur sa béquille, les fléchisseurs ne pouvaient même soutenir complétement la pointe du pied, qui retombait de manière à rendre moins considérable sa déviation en dedans. La rétraction des muscles du mollet rendait, au contraire, impossible la flexion du pied la plus légère.

___

(1) Planche 2.º, figure 10 avant.

Plusieurs cicatrices, qui se remarquaient au dos du pied, étaient à la fois le résultat du froid et de la pression sur le sol. Le gros orteil, fortement infléchi en dedans, était recouvert par les deux premiers orteils.

Le 28 janvier 1837, peu de jours après la présentation du malade à la Société Académique de Nantes, je fis la première application de l'appareil. Dès le 6 février, le pied était dans la direction de l'axe du membre ; mais les muscles jumeaux, d'où aboutit le tendon d'Achille, offraient un obstacle autrement sérieux au redressement.

La difformité, réduite à l'état de pied-équin, présentait l'extension du pied la plus complète ; le talon était extrêmement élevé, et les orteils en s'appuyant sur le sol se renversaient sur leur face dorsale. Pour faire fléchir le pied sur la jambe, deux léviers furent fixés sur l'étrier de l'appareil ; l'un deux, qui excédait la planchette d'environ deux décimètres, formait, avec la jambe, un angle très-ouvert ; l'autre, placé intermédiairement comme le rayon d'une roue, était réuni au précédent et au lévier ordinaire, par deux courroies qui soulevaient la pointe du pied, et permettaient d'en augmenter progressivement la flexion.

L'application de cet appareil fut faite régulièrement deux fois le jour, et toujours précédée d'un massage énergique.

Le vingt-cinquième jour, la flexion du pied approchait de l'angle droit.

A cette époque, une forte rougeur s'étant manifestée sous l'extrémité antérieure du cinquième os métatarsien, un coussin y fut placé, pour éviter toute pression douloureuse. Après cinq semaines de traitement, le talon ne s'élevait que de quelques millimètres au-dessus du sol; le malade pouvait marcher sans trop de claudication, et faire exécuter à son pied des mouvements d'extension assez étendus; mais ceux de flexion étaient bornés.

Le quarantième jour, le pied avait dépassé l'angle droit, (1) et la progression était beaucoup plus facile, comme plusieurs membres de la Société Académique ont pu s'en assurer.

Le brodequin d'Ivernois, avec un talon plus élevé, fut alors appliqué; le membre inférieur droit s'étant trouvé plus court de trois centimètres.

L'appareil de nuit fut continué plusieurs mois, et le brodequin contentif pendant plus d'un an, les muscles fléchisseurs étant restés faibles. Aujourd'hui, il y a près de 3 ans que le malade a renoncé à leur usage; le pied a conservé sa forme normale, le membre correspondant est encore moins développé que son congénère, et la marche laisse peu à désirer; seulement, lorsque Fléhic veut allonger le pas, les mouvements de flexion, du côté droit, sont plus prononcés sur le bassin que ceux de la jambe sur la cuisse.

---

(1) Planche 2.°, figure 10 après.

OBSERVATION IV.

Homme, 22 ans; talus ou déviation du pied en haut; escharre gangreneuse profonde de la face dorsale du pied; forte bride réunissant le dos du pied au quart antérieur et inférieur de la jambe; cicatriçes de la moitié inférieure du membre; sections successives de celle bride; redressement en trois mois et demi; guérison en sept mois

M. Joseph Poisson, ancien élève du Collége Royal de Nantes, né à Sainte-Lucie, (Antilles), âgé de 22 ans, fut atteint dans sa quatrième année d'une fièvre grave suivie d'anasarque.

Des scarifications pratiquées sur la face dorsale du pied gauche déterminèrent la gangrène de cette partie et celle du tiers antérieur et inférieur de la jambe. La chute de l'escharre, qui se fit attendre long-temps, laissa à découvert le tendon du fléchisseur commun des orteils.

Pour favoriser la cicatrisation de cette plaie considérable, un coussin fut placé derrière la plante du pied, pendant toute la durée du traitement, et lorsque le malade, à peine convalescent, fit quelques pas, on s'aperçut que le talon appuyait seul sur le sol, que le pied était fortement fléchi sur la jambe et lui était adhérent par sa face dorsale.

Des bains et des embrocations furent employés sans succès pour favoriser le redressement du pied.

Quelques années après, on fit usage d'une courroie fixée au talon de la chaussure, et qui venait s'attacher par une boucle à une ceinture placée au-dessus des hanches. A l'aide de ce moyen, qui n'eut d'ailleurs aucun

résultat satisfaisant , on espérait sans doute suppléer à
la faiblesse des muscles extenseurs qui étaient très-
amaigris , en se servant de l'arrière-pied comme d'un
manche ou levier du premier genre.

Lorsque le malade nous consulta, le pied était dans
une flexion exagérée, et formait avec la jambe un angle
d'environ cent cinquante degrés. (1)

Dans cette déviation en haut, ou *talus*, le dos du pied
était réuni au quart antérieur et inférieur de la jambe
par une forte bride formée par un tissu de cicatrice très-
dense et par la peau.

Celle-ci présentait cinq plis fort distincts , qui se ter-
minaient aux orteils. La face plantaire , dirigée en avant,
était très-excavée et présentait, vue latéralement du côté
du gros orteil , un angle obtus de quarante-cinq degrés ,
dont le sommet venait correspondre aux articulations de la
seconde rangée du tarse avec la première. Les orteils,
surtout les deux derniers, étaient fortement fléchis, le
calcanéum , par sa tubérosité postérieure, servait seul
de base dans la station , et se trouvait un peu dévié en
dehors. Le glissement du calcanéum sur l'astragale de
devant en arrière était tel, qu'on distinguait à la pression la tête de ce dernier os au-devant du tendon
d'Achille.

M. Poisson, en tenant son membre difforme dans l'extension, était parvenu, malgré un raccourcissement de
deux centimètres et demi, à marcher sans trop de difficulté, aussi les muscles de la jambe et de la cuisse de
ce côté, avaient pris depuis quelques temps un certain

____

(1) Planche 2.º , figure 9 avant.

volume , à en juger par un plâtre de cette singulière difformité pris à l'âge de 10 ans, et que nous avons sous
les yeux. Voici en effet ce qu'on y remarque : Toute la
jambe est dans un état voisin de l'atrophie, les muscles
jumeaux et solaires sont très-amincis, leur tendon
commun , loin de faire saillie, est remplacé par une
dépression longitudinale, et que limitent latéralement les
maléoles interne et externe.

Une cicatrice se voit à la partie moyenne et inter-
terne de la jambe avec une forte couture à la peau.
Le pied, qui a un volume relatif moins prononcé qu'à
l'époque où le malade réclamait nos soins, est tellement
rapproché de la face antérieure de la jambe , que les
orteils qui seuls restés libres de toute adhérence et qui
ont moins de courbure , ne s'en trouvent séparés que
par un intervalle de cinq centimètres (environ deux pouces); enfin, les plis de la peau , quoique plus prononcés à
la portion externe de la face dorsale du pied, le sont moins
à la région plantaire , qui a conservé sa forme normale.

Le 23 mai 1837 , assisté de mes confrères et excellents
amis , MM. Hélie et Bacqua, je divisai la bride qui unissait
l'extrémité antérieure des os métatarsiens avec la région antérieure de la jambe , d'un seul coup de bistouri,
en plongeant la pointe de cet instrument , tenu en quatrième position , quatre centimètres au-dessous de son
bord libre. L'écartement des deux lèvres de la plaie ne
fut que de deux centimètres, et en abaissant l'avant-
pied assez fortement , il arrivait avec peine à trois centimètres. Le pied, assujéti ensuite convenablement dans
l'appareil, fut soumis à l'extension en inclinant le levier
en avant.

Après trois semaines d'une extension permanente, les bords de la plaie, qui avaient une grande densité, étaient effacés et presque entièrement cicatrisés, le pied ne formait plus avec la jambe qu'un angle de cent trente degrés.

Quinze jours plus tard , une portion de la bride qui n'avait pas été coupée, était soulevée et tendue, la plaie devenue circulaire se trouvait réduite à trois lignes de diamètre.

Une nouvelle section fut jugée nécessaire et pratiquée à deux centimètres de profondeur seulement, conservant alors l'espoir de n'être pas obligé de faire une lésion de continuité au tendon du fléchisseur commun des orteils , comme nous en avions manifesté l'intention aux docteurs Bacqua et Hélie, au moment de la première opération , leur faisant remarquer , pour répondre à la question qui m'était faite à ce sujet, que si Delpech et plusieurs autres médecins avant lui , avaient coupé avec succès le tendon d'Achille , il pourrait bien en être ainsi de celui du fléchisseur commun.

L'appareil mis en place , il fut démontré qu'on devait lui faire subir une importante modification ; en effet, il agissait bien plus sur l'avant-pied que sur l'arrière-pied, et ne faisait qu'augmenter l'angle de la région plantaire , les os du tarse restant inébranlables.

Pour ramener ceux-ci dans leur position normale, je plaçai à l'extrémité postérieure de la semelle une pièce en acier, en forme d'éperon recourbé, portant à son extrémité libre une vis de rappel qui faisait agir une courroie embrassant le talon, de devant en arrière et de bas en haut; de plus, un coussin correspondant en arrière à l'articulation tibio-astragalienne supporté par une traverse mobile, ou plaque, qui était montée, elle-même sur un étrier à tiges verticales, servait de point d'appui à ce tirage de l'arrière-pied.

A l'aide de ces nouvelles pièces ajoutées à l'appareil, et qui n'apportaient aucun obstacle au levier, chargé de son côté d'abaisser l'avant-pied, des résultats satisfaisants furent obtenus. Mais le glissement du calcanéum sur la poulie de l'astragale était lent et difficile; j'imaginai, pour l'obtenir plus promptement, de remplacer le massage de la main, qui était répété deux fois le jour, par celui d'une machine plus puissante.

Le membre difforme fut placé étendu, à cet effet, sur une large gouttière en bois, garnie d'un coussin de balle d'avoine; de larges courrois le maintenaient dans l'extension.

Le malade étant assis, une extrémité de la gouttière était rendue fixe par le poids du corps, l'autre ne dépassait pas l'articulation du pied avec la jambe.

De plus, une tringle en bois de 5 décimètres de longueur, portant latéralement des boutons, où venait s'assujétir une courroie qui embrassait le talon, et à l'une de ses extrémités un crochet qui s'engageait sur la gouttière au niveau de l'astragale, dans une crémaillère, complétait cet appareil de massage à lévier du second genre.

Le 8 août, c'est-à-dire après deux mois et demi de traitement, le pied ne pouvait pas atteindre complétement l'angle droit; je fis, en présence du docteur Hélie, aujourd'hui professeur-adjoint de l'école secondaire de médecine de Nantes, pour le cours d'anatomie et de physio-

logie, une dernière section de la bride au-devant de l'articulation tibio-tarsienne, jusqu'à l'aponévrose jambière,
dont nous reconnûmes la couleur nacrée.

A cette époque, la conformation du pied était presque
naturelle à sa partie antérieure; mais, postérieurement,
le calcanéum faisait une saillie qui paraissait d'autant plus
considérable, qu'il existait au-dessus de lui, en arrière,
une forte dépression, qu'avait laissée le coussin servant
de point d'appui au tirage de l'arrière-pied. Ce coussin
fut, par conséquent, supprimé, ainsi que la courroie qui
entraînait le talon; celle-ci ne pouvait plus tenir en place,
malgré l'emploi de la poudre de colophane, qui permit de
lui donner précédemment toute la fixité désirable.

Le malade pouvant poser le pied à plat et faire quelques pas, la dépression sus-calcanienne diminua sensiblement, et l'exercice, le massage, les frictions toniques
et les douches de vapeur sur le mollet ne tardèrent pas
à faire saillir le tendon d'Achille.

Le pied parvint alors à atteindre, en quelques semaines,
une légère extension, de flechi qu'il était à 150 degrés.
La face plantaire, après avoir perdu sa forme excavée,
appuyait en totalité sur le sol. (1)

Les orteils redressés et le talon devenu saillant en
arrière, donnaient au pied sa longueur normale.

A la fin de novembre, les surfaces articulaires des
os du tarse paraissaient avoir repris leur poli; car aucune douleur ne se se faisait sentir, lorsque leur contact
devenait plus immédiat par la station.

Les mouvements volontaires du pied sont assez étendus,

____

(1) Planche 2.ᵉ, figure 9 après.

l'extension, quoique un peu bornée, s'accompagne d'un re-
lief très-prononcé des muscles jumeaux et solaires ; la
flexion laisse voir le tendon du fléchisseur commun des
orteils, qui soulève distinctement une couche mince de
tissu de cicatrice. La marche, à l'aide d'un brodequin
contentif et à talonnière élastique, est facile et sans claudication, la pression de la plante du pied n'est plus gênante,
la peau de cette région étant devenue moins sensible.

M. Poisson marchait même sans difficulté avec un brodequin ordinaire à talon plus élevé, et ne conservait son
brodequin que parce qu'il devait quitter prochainement
la France. Depuis, j'ai reçu fréquemment de ses nouvelles, et il m'écrivait encore, il y a peu de mois, de
Sainte-Lucie, qu'il faisait de longues courses à pied, sans
fatigue, et comme s'il n'avait jamais eu de difformité. (1)

Dans cette observation, il est à remarquer que l'obstacle au redressement tenait presque autant à la position
anormale des os du pied, qu'à la présence de la bride
qui l'unissait par sa face dorsale à la partie antérieure
de la jambe. Il n'eût donc pas été rationnel de faire une
seule section, profonde de cinq ou six centimètres, qui
aurait compris toute l'épaisseur de cette bride et le tendon
du fléchisseur commun des orteils. Car, indépendamment
de la lésion d'organes essentiels, si facile quand ils sont
enveloppés d'un tissu de nouvelle formation, des accidents qui en pouvaient survenir, et qui accompagnent
ordinairement les plaies profondes laissant une grande
surface saignante à découvert, le pied n'eût pu être ra-

---

(1) Ce malade a été présenté à la Société Académique de la
Loire-Inférieure après sa guérison.

mené avec force et instantanément dans l'extension. Le relâchement qui existait dans les articulations des deux rangées du tarse, et qui permettait de fléchir l'avant-pied sur l'arrière-pied, sans faire disparaître la position vicieuse du calcanéum, ne l'aurait d'ailleurs pas permis. On se serait donc exposé, en procédant ainsi à des accidents inflammatoires plus ou moins graves, suivant le degré où on aurait violenté l'articulation tibio tarsienne, qui se serait peut-être ankilosée; ou bien en cherchant à ramener le pied à sa forme normale, par une extension graduée, la cicatrisation de la plaie eût marché plus vîte que le redressement, et une nouvelle opération fût devenue inévitable.

OBSERVATION V.

Garçon, 9 ans ; pied-équin depuis l'âge de 2 ans ; traitement par les appareils ; redressement en 28 jours.

Joachim de Belz, près d'Auray (Morbihan), âgé de 9 ans, avait été bien conformé jusqu'à l'âge de 2 ans, lorsque, sans cause apréciable, le talon du pied droit se releva au point que cet enfant ne s'appuyait en marchant que sur la pointe du pied.

La jambe était demi-fléchie sur la cuisse, pour diminuer l'excès de longueur résultant de l'extension complète du pied, et rendre la claudication moins apparente dans la marche qui avait lieu, par une succession de sautillements très-rapprochés.

Le pied, entièrement parallèle avec l'axe de la jambe, (1) jouissait de mouvements de flexion très-bornés. Lorsque

(1) Planche 3.ᵉ, figure 13 avant.

l'enfant appuyait la pointe du pied sur le sol, le talon s'en trouvait éloigné de dix centimètres, et le tendon d'Achille se tendait alors fortement : la jambe n'était pas, d'ailleurs, sensiblement amaigrie.

L'appareil de redressement fut placé le 8 février 1837, après un massage d'un quart-d'heure, et fut bien supporté. Douze jours après cette première application, la flexion obtenue était assez considérable ; le pied formait déjà avec la jambe un angle de 112°.

Tout marchait au mieux, lorsqu'une petite escharre de cinq millimètres environ d'étendue, mais assez profonde, survint au talon à l'endroit où le tendon d'Achille fait le plus de saillie. Cet accident fut le résultat de plusieurs pansements peu méthodiques. La personne qui en était chargée, ayant peu d'expérience, avait négligé de fixer convenablement le bout du pied à l'extrémité de la semelle de l'appareil, et avait placé celui-ci en laissant le pied et la jambe dans l'extension.

Or, voici ce qui arriva : le talon se trouvant trop en arrière et mal assujéti sur la planchette, put se relever dès qu'on fit agir le levier ; le bord de l'échancrure de la talonnière détermina dès lors une forte compression de la peau.

Afin de remédier à cet inconvénient, l'échancrure de la talonnière fut d'abord agrandie, et une courroie passant sur le coude-pied, maintint assez solidement le talon pour reprendre immédiatement le traitement. Au bout de trois semaines, le pied formait un angle droit avec la jambe, et posait à plat sur le sol.

Je fis faire, en conséquence, un brodequin contentif,

destiné à maintenir le pied légèrement fléchi dans la marche, qui devint très-aisée.

Quelques mois après, Joachim marchait avec un brodequin ordinaire, et il eût été difficile de reconnaître le pied qui avait été dévié. (1)

OBSERVATION VIe.

Garçon, âgé de 5 ans; varus congénial du côté droit; redressement en quatre mois, par les appareils.

M. Pitre Vaugeois âgé de 5 ans, né avec un pied-bot en dedans du côté droit, marchait avec beaucoup de difficulté.

Le pied dévié se dirigeait transversalement et n'appuyait que sur son bord externe; sa face plantaire, qui regardait en arrière, était verticale; sa face dorsale présentait au-devant de la maléole externe une forte saillie, correspondant à l'os cuboïde. (2)

Lorsqu'on voulait ramener le pied avec la main dans l'axe du membre, on rencontrait une grande résistance, et le tendon du muscle jambier antérieur soulevait fortement la peau. Si on le dirigeait dans le sens de la flexion, le tendon commun, des jumeaux et du solaire, présentait une grande tension. La jambe droite n'offrait pas moins de longueur que la gauche, mais elle était amaigrie, le mollet très-élevé était presque entièrement effacé.

Le 28 mai 1837, le pied fut placé dans l'appareil. Cette première application laissa beaucoup à désirer,

---

(1) Planche 3.e, figure 13 après.
(2) Planche 3.e, figure 12 avant.

ainsi que celles qui furent faites les jours suivants ; car, malgré la présence d'un coussin, placé entre l'étrier et la saillie cuboïdienne, une talonnière et deux courroies convenablement serrées, le pied tournait toujours en dehors.

Après douze jours de traitement, la torsion de l'avant-pied sur l'arrière-pied ayant sensiblement diminuée, et l'angle rentrant de son bord interne étant plus ouvert, il devint moins difficile de fixer la plante du pied sur la semelle de l'appareil. Cependant, la flexion latéral du pied, ainsi que sa torsion sur son axe, cédèrent difficilement ; l'enfant voulant toujours marcher, le pied tournait, et de fréquentes réapplications de l'appareil devenaient nécessaires. Ce n'est que le 17 juillet que l'action de l'appareil put être dirigée dans le sens de la flexion. A cette époque, le traitement était mieux supporté, une forte constriction n'occasionnait aucune douleur, seulement quelquefois pendant la nuit, un peu de malaise, occasionné par la chaleur du lit, obligeait de mettre le pied à l'air.

Dans les premiers jours d'août le pied avait atteint presque l'angle droit, l'exercice de la marche fut permis ; alors on s'aperçut que la torsion en dedans n'était pas entièrement détruite, que le bord externe du pied était arrondi.

Pour y remédier, le côté de la semelle correspondant au levier de l'appareil fut relevé en même temps qu'un coussin coudé, maintenu par une courroie passant sur le coude-pied, comprimait, en-dessous et latéralement, l'extrémité postérieure du cinquième os métatarsien.

A quelques jours de là, le talon qui appuyait seul sur

le sol , devint rouge et douloureux en arrière , au-
dessus de l'insertion du tendon d'Achille , par la pression
du bord supérieur de l'échancrure , celle-ci étant devenue trop grande par l'usage ; une talonnière à échancrure plus étroite fit disparaître cet inconvénient.

Le 20 août, le pied ayant atteint l'angle droit, (1) l'appareil de redressement ne fut plus porté que la nuit, et
remplacé le jour par un brodequin contentif.

Successivement, M. Pitre Vaugeois cessa de porter ses
appareils ; les mouvements d'extension et de flexion du
pied devinrent de plus en plus libres, et la marche, avec
un brodequin ordinaire, est naturelle.

OBSERVATION VII.

*Fille ; 36 ans ; varus et équin-varus , datant l'un
et l'autre de l'âge de 8 ans ; section du tendon à
gauche ; traitement mécanique à droite ; redressement des deux pieds en 9 mois.*

Jeanne Jerbault, de Nantes, âgée de 36 ans , d'une
constitution sèche, et d'un tempérament nerveux, fut
atteinte, assure-t-elle, vers l'âge de 7 ans, d'un rhumatisme général, qui l'obligea à garder le lit pendant un
an ; de vives douleurs, analogues à des crampes, se faisaient sentir dans les deux jambes.

Lorsqu'elle quitta le lit, il lui fut impossible de
marcher, et fut réduite, pendant plusieurs mois, à
se traîner sur les genoux et sur les mains. A 10 ans ,
on parvint à lui faire faire quelques pas avec des béquilles.

____

(1) Planche 3.ᵉ, figure 12 après.

Jeanne Jerbault essaya même de marcher avec un bâton pendant quelques semaines ; mais ce nouveau mode de progression lui devenant fatigant et pénible, force lui fut de reprendre ses béquilles. C'est alors, surtout, que les pieds avaient cessé d'appuyer sur le sol par leur face plantaire, et qu'ils continuèrent à se déformer de plus en plus, pendant les VINGT-CINQ ANNÉES qui suivirent.

Le 28 mars 1838, époque où j'entrepris de délivrer cette malheureuse de son infirmité.

Le pied droit, dirigé transversalement en dedans était fortement fléchi et tordu sur lui-même, dans toute la longueur de son bord externe, qui supportait le poids du corps dans une assez grande étendue ; le talon, peu soulevé, était également contourné en dedans ; de telle sorte que l'arrière-pied et sa partie antérieure se trouvaient renversés à la fois en dehors, par suite d'un double mouvement de torsion et de flexion qui s'était passé dans l'articulation calcanéo-astragalienne, et non au point de réunion de la seconde rangée des os du tarse avec la première, le talon et la face plantaire regardaient en arrière, et la face dorsale en avant.

Aussi, le talon accidentel formé par une peau calleuse, présentait-il une tumeur mollasse, allongée, qui s'étendait sur le cuboïde, une portion du cinquième os métatarsien, et la face externe du calcanéum.

Le pied gauche (1) était dans une extension forcée et parallèle à la jambe ; le coude-pied était très-convexe, et sa face plantaire excavée laissait voir une rainure pro-

____

(1) Planche 1.re, figure 5 avant.

fonde entre les plis de la peau. L'extrémité digitée de ce pied dirigée en dedans, présentait une singulière conformation, la base de sustentation avait lieu sur l'extrémité antérieure des os métatarsiens, et surtout sur celle du dernier et du premier, de manière que le gros et le petit orteil, fortement rétractés, étaient renversés sur leur face dorsale, et beaucoup plus que ceux qui leur sont intermédiaires.

On observait aussi que cette extrémité antérieure du pied, tout en se portant en dedans, avait éprouvé une torsion de dedans en dehors.

Les mouvements étaient très-faibles dans les deux pieds, et le plus petit redressement s'obtenait très-difficilement avec la main, surtout à gauche. Les jambes étaient considérablement amaigries, atrophiées, et le siége d'ulcérations, produites par les chaufferettes ; les mollets effacés, et la marche extrêmement difficile avec des béquilles.

L'existense d'ankylose presque complète, des articulations tarsiennes chez un sujet âgé de 36 ans, ayant beaucoup marché, d'une constitution sèche et nerveuse, me fit traiter le pied droit, seulement par les appareils, le gauche le fut par la section du tendon d'Achille.

La malade redoutant cette opération, voici comment j'y procédai fin de mars 1838.

Après l'avoir fait s'asseoir sur un siége très-élevé, je saisis solidement le pied de la main gauche, et la main droite, armée d'un ténotome étroit et convexe, j'enfonçai cet instrument à plat sous le tendon, à 4 centimètres de son insertion au calcanéum, près de son bord externe ; puis, lorsque je fus assuré que sa pointe soulevait légèrement

la peau du côté opposé, la section eut lieu par un ou deux
mouvements de va et vient, après avoir tourné le tranchant
du ténotome en arrière. Quelques gouttes de sang s'écou-
lèrent à peine par la petite plaie de là peau parallèle au
membre, et qui avait environ un centimètre d'étendue.
L'intervalle entre les deux bouts du tendon n'était que
de 12 millimètres, et le sang qui s'y trouvait épanché,
ayant été expulsé par la pression des doigts, une bandelette agglutinative servit à en réunir les bords. Le pied,
recouvert d'un bandage roulé, peu serré au niveau de la
section, fut ensuite placé dans l'appareil, qui le maintint jusqu'au surlendemain dans une flexion très-légère,
la seule possible d'ailleurs, la résistance offerte par les
ligaments et les surfaces osseuses, privées de synovie,
étant encore très-considérable. Un appareil à peu près
semblable, et placé avec soin au pied droit, permit de
faire marcher ensemble le traitement de ces deux difformités considérables.

Le 4 avril, sept jours après l'opération, la plaie du
pied gauche était réunie, un léger gonflement rempla-
çait l'intervalle tendineux, qui avait alors 18 millimètres
environ d'étendue. Les jours suivants, le pied formait
un angle un peu moins ouvert, néanmoins le redressement ne s'obtenait qu'avec beaucoup de lenteur. — Le
déroulement du pied droit, malgré des massages et des
pansements fréquents, suivait la même marche. La malade, douée de peu d'énergie et mal conseillée, relâchait
souvent ses appareils.

Cependant, après quatre mois de traitement, les deux
pieds avaient éprouvé l'un et l'autre de grands changements. Le droit, devenu parallèle à la jambe, était à peu

près complétement déroulé, et appuyait sur sa face plantaire, en formant un angle de 110 degrés. La flexion du
côté gauche était plus avancée, le pied approchait de
l'angle droit; mais je n'en éprouvais pas moins presque
autant de difficultés qu'à droite, pour ramener le calcanéum et l'astragale à une meilleure situation. A cet
effet, une plaque revêtue d'un coussin avait été fixée
sur le bord interne de la semelle de chaque appareil, de
manière à correspondre à la face interne du talon; tandis qu'un autre coussin, interposé entre l'étrier et le
bord externe du pied, rendait plus efficace le tirage
de la courroie passant sur la base des orteils. De fréquentes modifications des appareils devinrent nécessaires pendant le cours du traitement. La pression latérale
externe dut avoir lieu de dehors en dedans et de haut en
bas, pour faire disparaître la saillie astragalienne, et
aussi pour varier les points de contact des coussins.

La susceptibilité nerveuse de la malade; son peu de docilité, mit long-temps ma patience à l'épreuve; ce fut chez
elle que je fis usage, pour la première fois, de cautéri-
sations superificielles et répétées avec le nitrate d'argent,
pour modifier la sensibilité de la peau, et ce moyen a
eu une part active dans le succès obtenu.

Au bout de neuf mois de traitement, la marche était
facile; les deux pieds appuyaient sur la totalité de leur
face plantaire. Le gauche avait repris sa forme normale;
(1) mais, comme pour le pied droit, on parvenait avec
peine à lui faire dépasser l'angle droit, ce dernier a conservé son bord externe un peu arrondi et plus abaissé

(1) Planche 1.re, figure 5 après.

que l'interne. Dans la marche, les talons appuyaient les premiers sur le sol; l'extrémité digitée du pied étant soulevée par les ressorts des appareils contentifs; les mouvements de flexion du pied gauche, qui étaient totalement impossibles dans l'articulation du scaphoïde avec l'astragale, et du cuboïde avec le calcanéum, ainsi que dans l'articulation tibio-astragalienne, ont aujourd'hui une certaine étendue.

OBSERVATION VIIIe

Garçon, dix ans et demi; équin-varus de naissance du côté droit; indocilité du malade; section du tendon d'Achille; flexion du pied à angle droit, au bout de trois semaines.

Louis Gallé, fils d'un marinier de Nantes, âgé de dix ans et demi, né avec un varus du côté gauche et un équin-varus du côté droit, fut soumis à un traitement empirique, dès 1832, pour le débarrasser de cette double infirmité. Cet enfant, alors âgé de deux ans et demi seulement, fut torturé pendant quinze mois, après lesquels on obtint péniblement le redressement du pied gauche, qui était le moins difforme.

Mais toute tentative du même genre fut inutile pour le pied droit; des moyens mécaniques, dirigés avec violence et sans réflexion par la même personne qui avait essayé de guérir M.lle Henri, dont nous allons donner l'observation, déterminèrent à plusieurs fois de profondes escharres au-devant de l'articulation tibio-astragalienne, et furent abandonnés, suivant le désir des parents, qui avaient perdu tout espoir de guérison.

Au mois de juillet 1839, le jeune Gallé me fut amené par sa mère à ma consultation. La claudication était alors considérable. L'extrémité digitée du pied droit, fortement élargie, appuyait seule dans la station, et se dirigeait en dedans.

Le talon, très-rétracté, se trouvait à six centimètres du sol. Le pied difforme, beaucoup plus court que le gauche, présentait de plus à sa région plantaire une excavation profonde au-dessous de son bord interne, et une saillie allongée et calleuse du tiers antérieur de son bord externe, qui supportait en partie le poids du corps dans la marche. On voyait encore au coude-pied, qui était très-saillant, plusieurs cicatrices.

La jambe droite paraissait atrophiée.

La première application de l'appareil fut supportée avec beaucoup d'appréhension; la crainte d'éprouver de nouvelles douleurs rendit Gallé très-indocile; chaque matin, quelque pièce du bandage était déplacée. Le huitième jour, le pied se trouvait dans l'axe du membre; je me décidai, en conséquence, à faire la section du tendon d'Achille, qui eut lieu le 20 juillet, suivant le procédé de M. Stromeyer, que j'ai modifié.

Le ténotome ayant été introduit obliquement à plat sous le tendon, et d'après un angle très-ouvert, la section se fit d'un seul coup, en baissant le manche de l'instrument (1). L'écartement, des deux bouts, fut

---

(1) Voyez, pour le procédé opératoire, la page 52.

d'environ deux centimètres. Le pied maintenu dans l'appareil put atteindre une légère flexion.

Trois jours après l'opération, la plaie était cicatrisée, et le pied fléchi graduellement atteignit, en moins de deux semaines, un angle de 110.°; mais on ne tarda pas à s'apercevoir que le bord externe restait toujours arrondi, plus abaissé, et que les orteils restaient toujours écartés. Un bandage roulé remédia à ce dernier inconvénient en quelques jours, et un coussin coudé, placé sous le bord externe du pied et latéralement, permit à la face plantaire de reposer bientôt en totalité sur le sol. Le talon, en effet, se trouvait complétement dirigé en bas, au bout de trois semaines, époque où le pied formait un angle droit avec la jambe.

La continuité du tendon était alors entièrement rétablie, une dépression légère indiquait à peine le lieu où il avait été divisé.

Gallé pouvait faire exécuter déjà à son pied des petits mouvements de flexion; et la marche avec un brodequin garni de tiges latérales et d'un ressort pour limiter l'extension, était très-satisfaisante. Aujourd'hui, il n'existe pas chez ce malade la plus légère claudication, et les mouvements du pied ont toute leur étendue normale.

OBSERVATION IX.

Sexe féminin, 34 ans ; pied-équin du côté gauche ; flexion à angle droit par les appareils, sans section du tendon d'Achille, après six mois de traitement.

Mme F...., âgée de 34 ans, grande et forte, fut affectée

à 14 ans de douleurs rhumatismales, pour avoir habité pendant l'hiver de 1821 une chambre humide et froide.

Quelques mois après leur invasion et à la suite de douleurs très-vives dans le membre inférieur gauche, il survint un engorgement assez considérable dans le jarret du même côté. Cet engorgement, de nature cellulo-graisseuse et de forme bosselée, enveloppait l'artère et le nerf poplités. Des résolutifs de toutes espèces amenèrent, avec peine, une petite diminution dans le volume de la tumeur.

Bientôt Mme F.... s'aperçut que sa jambe ne pouvait s'étendre complétement, que le talon du pied gauche s'isolait du sol, et que la marche devenait de plus en plus difficile. Pour remédier à la claudication, qui était considérable, on lui conseilla de faire adapter à sa chaussure un talon élevé.

Malgré l'emploi de ce moyen peu rationnel, la flexion légère de la jambe resta stationnaire ; mais il n'en fut pas ainsi de l'extension du pied, qui augmentait chaque jour, à mesure qu'on donnait plus d'épaisseur au talon du brodequin. La claudication augmentant dans la même proportion, il ne fut plus possible à Mme F.... de faire quelques pas, sans le secours d'un bras et celui d'une canne. Lorsque je fus consulté, fin juillet 1837, le talon gauche était distant du sol, dans la station, d'environ 10 centimètres ; le pied un peu renversé sur son bord interne, n'appuyait par sa pointe qu'au niveau de l'articulation du gros orteil avec le premier os métatarsien.

Les mouvements [de flexion et d'extension de la jambe sur la cuisse, et du pied sur la jambe étaient très limités ;

les muscles jumeaux et solaires offraient surtout un obstacle qui paraissait insurmontable, quand on faisait un effort pour relever la pointe du pied. La jambe gauche n'était d'ailleurs que légèrement amaigrie.

Un appareil extensif fut d'abord appliqué pour faire disparaître la flexion légère de la jambe sur la cuisse, et ce n'est que dans le mois suivant que des tentatives furent faites pour obtenir le redressement du pied. Des massages fréquents, énergiques et convenablement dirigés, amenèrent un peu de souplesse dans l'articulation tibio-astragalienne, et aidèrent l'action de l'appareil du pied, qui fut graduellement augmentée.

Après quinze jours, le pied, dont la pointe s'était relevée de deux centimètres environ, formait, avec la jambe, un angle de 120°.

Pendant les mois d'octobre et novembre, le redressement fut lent, la malade très-irritable; et, dans la crainte que son sommeil ne fût troublé, diminuait avant de se coucher l'action de son appareil. Je fis comprendre que cette manière d'agir retardait beaucoup le traitement en donnant lieu à de nouvelles contractions musculaires. On tint compte de mes avis, et le mois suivant, le pied avait atteint un angle de 105 degrés.

M.me F.** commença à marcher peu de jours après avec une canne, et en s'appuyant le long des meubles de son appartement.

Le pied étant maintenu par l'appareil, le talon reposait même sur le sol; mais sa pointe se portait trop en dehors, il fallut diriger l'appareil en sens opposé, en plaçant la tige en dedans. Cette modification eut d'abord pour effet, de relever le bord interne du pied plus abaissé que l'externe, et d'augmenter la pression de l'articulation du gros orteil avec le premier os métatarsien.

Un coussin fut alors placé entre cette articulation et la semelle de l'appareil.

Au bout du sixième mois, le 30 janvier 1838, le pied formait avec la jambe un angle droit (90°), et la malade commençait à lui faire exécuter de légers mouvements de flexions et d'extension. Depuis cette époque, le talon n'a pas cessé de toucher le sol; la pointe du pied regarde seulement un peu en dehors, et si la marche laisse à désirer, cela ne tient point à la conformation du pied, mais bien à la présence de la tumeur du jarret, qui rend la flexion de la jambe presque impossible.

OBSERVATION X^e.

Fille, 12 ans; varus congénial du pied gauche; redressement complet en 32 jours, par les appareils et sans section.

Joséphine Surlot, de Nantes, âgée de 12 ans, née avec une déviation du pied gauche en dedans, resta jusqu'à trois ans sans marcher, des douleurs vives se faisant sentir dans le membre affecté. Le pied dévié appuyait d'abord sur son bord externe; mais bientôt le poids du corps fut transmis au sol par sa face dorsale qui présentait, vers sa partie moyenne, une saillie anguleuse arrondie, recouverte d'une peau calleuse, sorte de talon accidentel correspondant au cuboïde et au troisième os cunéiforme, de manière que la face plantaire sillonnée de nombreux plis cutanés, surtout vis-à-vis les deux rangées du tarse, regardait en haut et un peu en arrière. (1)

L'avant-pied avait une direction exactement transversale; à chaque pas, l'extrémité du pied difforme venait heurter la maléole interne du côté opposé. Le talon, peu volumineux et très-remonté, se portait directement en arrière; les orteils détachés du sol ne le foulaient que rarement par leur face dorsale, doù il résultait que la base nouvelle de sustentation était formée par le sommet de l'angle du dos du pied dont nous venons de parler.

La jambe gauche, plus courte de quelques millimètres que la droite, était peu amaigrie; le mollet plus élevé avait seulement un moindre volume. La marche, accompagnée de claudication, ne paraissait pas cependant aussi difficile qu'on aurait pu le penser.

Le 2 février 1838, l'application de l'appareil eut lieu dans le but de faire disparaître d'abord l'enroulement considérable du pied. Cette première période du traitement fut assez longue; le jambier antérieur, fortement tendu, offrit une grande résistance au redressement. Cependant, après dix-sept jours d'un massage répété matin et soir, l'application d'un coussin anguleux dont une extrémité était placée sous le bord externe de la face plantaire, tandis que l'autre se trouvait interposée entre la saillie cuboïdienne et l'étrier, je parvins à ramener complétement le pied dans l'axe du membre, et à le faire reposer à plat sur la semelle de l'appareil.

Le levier fut alors dirigé non-seulement de dehors

---

(1) Planche 3.ᵉ, figure 11 avant.

en dedans pour maintenir redressé le bord externe du pied, et la face plantaire dans sa direction nouvelle, mais surtout de devant en arrière, pour abaisser le talon, qui se trouvait distant du sol d'environ six centimètres.

Le traitement, dès-lors, marcha avec rapidité.

Le 8 mars, le pied avait dépassé l'angle droit, et sa forme était devenue normale. De nombreuses lames d'épiderme endurci s'étaient détachées du sommet de l'angle externe du pied correspondant au cuboïde et au troisième os cunéiforme ; on ne voyait plus dans ce point que quelques plis cutanés. (1)

La progression était facile sans le secours d'une canne, et les mouvements du pied sur la jambe assez étendus. Cependant, par mesure de précaution, l'appareil de redressement fut porté pendant la nuit et remplacé le jour par un brodequin contentif à ressort, favorisant les mouvements de flexion. Deux mois après, le ressort du brodequin mécanique fut supprimé.

Depuis cette époque, plus de deux années se sont écoulées, et la conformation du pied n'a pas changée ; le membre correspondant a pris beaucoup de force et un grand développement surtout depuis que la jeune personne apprend l'état de tailleuse pour dames et qu'elle fait toutes les courses de l'atelier.

---

(1) Planche 3.ᵉ, figure 11 après,

OBSERVATION XIe

Garçon, 14 ans, varus congénial du côté droit ; section du tendon d'Achille le 15 avril, redressement en trois mois et demi.

Maurice Letroui, de Nantes, né avec un pied-bot en dedans, me fut adressé au mois de mars 1840, par M le docteur Mabit.

Chez cet enfant d'une constitution grêle et nerveuse, la déviation était considérable, (1) l'avant-pied fortement enroulé en dedans et tout-à-fait transversal, avait parcouru, suivant l'axe du pied, au moins un quart de circonférence, de telle sorte que la face plantaire regardait en arrière et en haut, et la face dorsale répondait en partie vers le sol dans l'attitude debout. La partie antérieure du pied, tout en se contournant sur elle-même par un mouvement de torsion très prononcé qui avait eu lieu entre les deux rangées du tarse, s'était infléchie de dehors en dedans dans le même point, de manière à former avec la jambe et l'arrière-pied un levier coudé, qui représentait un angle de 100°.

Ainsi l'astragale et le calcanéum formant la partie postérieure du pied n'étaient pas déviés ni tordus latéralement ; le seul déplacement qu'avait subi ce dernier os, consistait dans une forte élévation du talon, résultat de la rétraction des muscles du mollet avec glissement du calcanéum sur l'astragale de devant en arrière.

Ce caractère d'immobilité de l'arrière-pied, dans le sens transversal, et suivant son axe ; en d'autres termes,

---

(1) Planche 1.re, figure 8 avant.

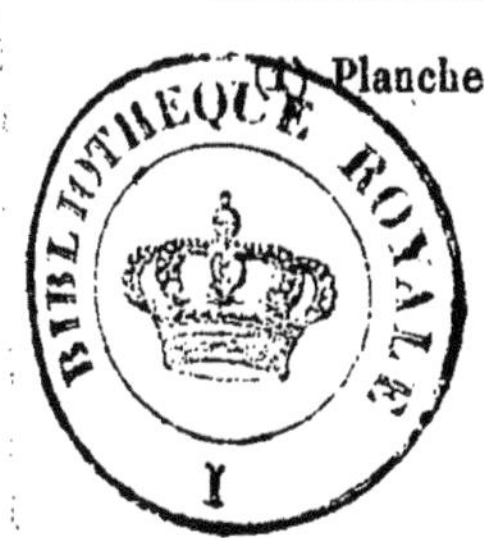

l'absence à la fois de la torsion et de l'inflexion latérale dans cette partie du pied, qui s'observait très-bien dans le cas dont il s'agit, avait fait établir à tort, en règle générale, par un praticien distingué de Paris, que les changements de situation des os du pied ne concernaient que l'avant-pied seul, y compris la rangée antérieure du tarse.

Cette conformation du pied-bot en dedans, que je considère comme moins commune qu'on ne l'a avancé, avait eu pour effet de ne donner pour toute base de sustension à Maurice Letroui, le cuboïde et l'extrémité postérieure du cinquième et quatrième os métatarsien, qui s'étaient recouvert d'une tumeur mollasse, sorte de talon accidentel, tandis que le véritable talon atrophié, recouvert d'une peau mince et luisante, n'avait jamais foulé le sol.

La jambe correspondante était considérablement amaigrie ; la saillie du mollet presque entièrement effacée.

Les mouvements du pied se bornaient à une flexion de son bord interne, qui avait pour effet d'empêcher les orteils d'appuyer à terre dans la marche ; celle-ci, d'ailleurs difficile, avait lieu avec sautillements sur le pied gauche bien conformé.

Pour remplir la première indication, qui consistait à ramener le pied difforme par le déroulement du tarse à l'action de pied-équin, je fis usage d'un appareil à semelle brisée.

Après un mois de traitement irrégulièrement suivi, le pied était à-peu-près parallèle au membre.

Mais, par défaut de soins, une petite plaie se forma sur la saillie du cuboïde par la pression du coussin qui appuyait sur ce point. Cette circonstance et surtout l'indocilité et l'étourderie du malade, me faisant craindre de rencontrer plus d'obstacles de ce côté à la flexion complète de l'articulation tibio-astragalienne, que dans la difformité elle-même, je divisai le tendon le 15 avril 1840.

L'écartement fut d'environ deux centimètres, et le pied put être maintenu légèrement fléchi dans l'appareil, qui était médiocrement serré.

Le lendemain, la dépression entre les deux bouts du tendon était peu appréciable au toucher, et la plaie résultant de la section, incomplétement réunie par la bandelette agglutinative, donna passage à une sérosité sanguinolente. Le cinquième jour, elle était cicatrisée complétement, de même que la plaie du côté externe du pied. Les jours suivants, l'appareil, convenablement appliqué, permit d'obtenir une plus grande flexion.

Dans le même temps, une dépression à la peau s'étant manifestée au-dessus du talon qui se trouvait peu développé, on s'aperçut que le bord de l'échancrure postérieure de la talonnière en était la cause, ce qui nécessita une échancrure beaucoup plus étroite.

Au bout de deux mois de traitement, la flexion du pied approchait de l'angle droit ; mais l'enroulement et son inflexion latérale présentaient encore quelques difficultés inséparables d'ailleurs du traitement toutes les fois qu'il existe, comme chez ce malade, des déformations dans les surfaces articulaires.

Soixante-dix jours après la section, le pied dépassait l'angle droit; (1) ses mouvements d'extension et de flexion

----

(1) Planche 1.re, figure 8 après.

étaient conservés quoique peu étendus. La station sur
le pied redressé était possible , et ne causait qu'une légère douleur dans l'articulation tibio-astragalienne , que
sans doute l'exercice de la marche fera disparaître.

OBSERVATION XIIe.

Sexe féminin ; varus réduit par les appareils à l'état
de pied-équin-varus ; hémiplégie du côté gauche ;
section du tendon d'Achille ; flexion du pied à angle
droit six semaines après.

Mademoiselle Joséphine Henri , de Nantes , âgée de
vingt-six ans , fut atteinte d'une paralysie de tout le côté
gauche à l'âge de six mois. Le bras gauche put recou-
vrer dans la suite le mouvement ; mais la jambe correspondante était restée très-faible ; cependant , peu à peu
celle-ci , quoique très-maigre et moins développée que
la droite , reprit une certaine force , surtout dans les
muscles du mollet , qui , ne trouvant pas la même énergie dans les muscles fléchisseurs , leurs antagonistes ,
se rétractèrent au point de maintenir le pied dans une
extension permanente.

Dans la marche, qui fut toujours difficile et accompagnée d'un forte claudication , la pointe du pied se dé-
viait de plus en plus en dedans , et bientôt Mlle Henri ,
atteinte d'un varus , ne put appuyer le pied gauche que
sur la partie moyenne de son bord externe.

En 1831 , la mère de la jeune personne eut recours
à une personne étrangère à l'art de guérir , qui appliqua
tant bien que mal , pendant quatorze mois , un appareil

chargé de vis de pression, qui était lourd et très-fatigant pour la malade.

Après des efforts violents et peu mesurés, l'avant-pied fut ramené à une position moins vicieuse ; le bord externe du pied arrondi appuyait seul sur le sol , et le talon s'en trouvait encore isolé de deux centimètres environ ; la malléole externe était aussi plus saillante que dans l'état ordinaire , par suite d'un léger renversement du pied en dehors.

Cette amélioration fut d'ailleurs de courte durée. L'usage d'un brodequin contentif, indispensable surtout lorsque le redressement obtenu est incomplet , n'ayant pas été conseillé, M.ᶫᶫᵉ Henri eut la douleur, à la suite d'une promenade par un temps pluvieux, de voir son pied se dévier de nouveau en dedans.

La translation du poids du corps sur le sol n'ayant plus lieu alors par l'extrémité antérieure du levier du premier genre que forme le pied avec la jambe, le talon se releva de plusieurs centimètres en quelques mois, par suite de la rétraction des muscles extenseurs , favorisée par le déplacement des parties constituantes du pied.

Lorsque je fus consulté , le 22 mai 1839, la malade , qui gardait la chambre depuis plusieurs années, ayant appris qu'à l'aide de la section du tendon et des appareils on pouvait la délivrer en quelques mois de son infirmité, insista vivement pour que je lui fisse cette opération.

Le surlendemain, elle fut pratiquée de la manière suivante : une ponction longitudinale de 8 millimètres ayant été faite à la peau avec un bistouri droit, un ténotome à pointe et à tranchant convexe fut introduit à plat sous le tendon d'Achille, près de son bord interne, à quatre centimètres de l'insertion du tendon au calcanéum; puis le tranchant de l'instrument ayant été tourné en arrière, la section eut lieu de la face profonde à la face cutanée après plusieurs petits mouvements de va et vient. Il se fit entre les deux bouts un écartement d'un centimètre et demi seulement, et il était facile de s'assurer que le pied était encore retenu par des résistances qui avaient leur siége dans les ligaments et dans les os. L'appareil, mis en place immédiatement après le pansement de la petite plaie d'où il s'écoula quelques gouttes de sang, je m'abstins de le faire agir.

Le second jour, le pied fut massé légèrement et sans douleur pendant quelques instants, afin de bien apprécier l'étendue des nouveaux obstacles qui s'opposaient encore à sa flexion. Leur résistance était telle que je parvins avec peine à relever la pointe du pied de quelques millimètres.

Mais, confiant dans la grande puissance des moyens mécaniques, lorsqu'ils sont bien dirigés, je n'en persistai pas moins dans mon prognostic pour une guérison prompte, favorisé que j'étais du côté de la malade par les meilleures dispositions morales.

En effet, dès le quatrième jour, la plaie étant cicatrisée, l'action de l'appareil put facilement être augmentée; et, en moins de quinze jours, le pied formait un angle de 105°.

Au bout d'un mois, M.lle Henri commença à marcher avec une canne.

Le pied, à cette époque, avait repris complétement sa forme naturelle et posait à plat ; cependant, l'extrémité postérieure du cinquième os métatarsien étant un peu saillante, le traitement fut continué quelques jours.

La malade marche aujourd'hui assez facilement avec un brodequin, au fond duquel une semelle de liége adoucit la pression que supporte la saillie osseuse plutôt douloureuse que proéminante dont il vient d'être question.

Cette observation démontre, que la section du tendon d'Achille serait un moyen insuffisant sans les machines qui doivent toujours faire la base du traitement, et que si cette opération acquiert une certaine importance comme auxiliaire chez quelques adultes atteints de pieds-bots, on doit encore bien plus compter sur l'application méthodique et exacte des appareils.

NANTES, IMPRIMERIE DE CAMILLE MELLINET. — 31,250.

DE L'ANKYLOSE

INCOMPLÈTE ET ANGULAIRE

DU GENOU (1).

OBSERVATION PREMIÈRE.

Sexe féminin; 13 ans et demi; ankylose incomplète ou flexion permanente à angle droit de la jambe sur la cuisse, avec déplacement des surfaces articulaires, en avant et en dehors, à la suite d'une arthropathie (2) ou tumeur blanche du genou; redressement en 8 mois par les appareils, sans section de tendon.

Mademoiselle ...., de Nantes, âgée de 13 ans et demi, fit une chute sur le genou droit, à l'âge de quatre

---

(1) Les observations qu'on va lire sur l'ankylose incomplète et angulaire du genou, font partie d'un mémoire sur les tumeurs blanches dont la publication n'est que différée; mais comme elles sont une nouvelle application de la plupart des principes émis dans le traitement des pieds-bots, j'ai cru utile de leur donner ici une place.

(2) MM. Piorry et Velpeau ont donné tout récemment cette dénomination aux tumeurs blanches.

8

ans. Cet accident, pour lequel on prescrivit quelques sangsues et le repos, parut d'abord sans conséquence, lorsque, à la suite d'un rhumatisme général dont l'enfant fut atteinte peu de temps après, l'articulation devint gonflée et très-douloureuse.

Le traitement précédent fut employé de nouveau avec succès; cependant, depuis cette époque, le genou resta le siége de douleurs sourdes et d'un engorgement assez prononcé.

Pendant l'été de 1837, la jeune personne ayant été conduite aux bains de mer, de vives douleurs se déclarèrent dans l'articulation. Dès-lors, les muscles fléchisseurs s'étant rétractés, la flexion de la jambe à angle droit devint permanente.

Les accidents inflammatoires prirent un accroissement fâcheux, malgré un traitement anti-phlogistique énergique et prolongé. La tumeur blanche résistant à toute médication appropriée, l'amputation fut proposée.

Les parents, justement alarmés, réclamèrent les conseils de MM Marjolin et Samson, chirurgiens distingués de la capitale, qui se prononcèrent aussi pour l'amputation; enfin, le docteur Canquoin, auquel la malade fut confiée pendant trois mois, obtint une diminution sensible de l'article par l'emploi combiné de la compression, de fréquents laxatifs, du muriate de baryte, administré intérieurement et en fomentations, etc., etc.

Quelques semaines après, ayant été consulté avec M. le docteur Baré, la malade était dans l'état suivant : santé générale assez satisfaisante; cependant la coloration du teint et l'embonpoint laissaient à désirer. La jambe fléchie, suivant un angle de 90 degrés, et atrophiée, paraissait plus courte de deux centimètres; la cuisse correspondante était aussi beaucoup moins volumineuse que celle du côté gauche.

L'articulation du genou était déformée et gonflée surtout en dedans au niveau du condyle interne du fémur, la rotule très-saillante par son bord supérieur semblait adhérente.

Cette déformation offrait encore deux déplacements importants de l'os principal de la jambe. Ainsi, la surface articulaire de cet os avait glissé à la fois en arrière et en dehors sous les condyles du fémur; de telle sorte qu'il y avait retrait de la jambe dans ces deux sens.

Cette disposition anormale était encore rendue plus manifeste par la saillie de la rotule et le gonflement du condyle interne. (Voyez planche 4, figure 1re.) Par suite, le genou était dévié en dehors et la face externe de la jambe, dans son quart supérieur, présentait une légère courbure dont le centre correspondait à-peu-près à la tête du péroné devenue plus saillante que dans l'état ordinaire.

Le pied qui, dans la plupart des arthropathies, se dirige en dehors, avait pris une direction contraire, déterminée sans doute par cette disposition de la jambe.

L'articulation malade offrait une chaleur morbide, la pression des doigts était assez bien supportée; mais lorsqu'on cherchait à obtenir une légère flexion de la jambe, seul mouvement possible, le frottement des surfaces articulaires produisait de la douleur.

Avant d'avoir recours aux moyens mécaniques nécessaires pour obtenir l'extension du membre fléchi, la compression dont on obtient de si heureux résultats dans
le traitement des tumeurs blanches, fut faite avec le
plus grand soin ; les bains de vapeur d'eau simple,
un massage convenable, et les ferrugineux associés à
l'iode, amenèrent bientôt une grande amélioration. Un
appareil extensif put dès-lors être supporté sans douleur.

La continuité de son action, bien plus que son inten-
sité, permit d'obtenir en quinze jours une extension de
neuf centimètres.

Le mois suivant, on pouvait étendre la jambe selon
un angle de 55 degrés. Mais je m'aperçus que, malgré
un massage méthodique, l'appareil ne remplissait qu'une
partie des indications curatives. En effet, tout en remé-
diant à la flexion de la jambe et au déplacement latéral
du tibia, il fallait encore que l'extrémité articulaire et
supérieure de cet os pût glisser de derrière en avant
sur les condyles du fémur, qu'elle avait abandonné en
partie.

Pour atteindre ce résultat, une vis de rappel fixée
sur l'appareil faisait mouvoir, de derrière en avant, une
courroie embrassant la partie postérieure et supérieure
de la jambe.

Pendant les huit mois de traitement consacrés au redressement du membre, plusieurs fois la peau recou-
vrant le bord supérieur de la rotule devint rouge. Pour
remédier à ce petit inconvénient, l'action de l'appareil d'extension était diminuée ; et, pour que les muscles fléchis-

seurs fussent soumis néanmoins à une tension égale,
nous eûmes recours au moyen suivant :

La jeune personne étant assujettie sur son lit avec
des épaulettes, une talonnière en peau embrassait le
pied, et l'on pouvait ainsi établir une extension permanente et graduée sur le membre demi-fléchi.

Bientôt, la jambe, complétement étendue sur la cuisse,
rendit la marche possible, et sans claudication apparente, avec une canne et un brodequin à talon plus élevé. Les mouvements de l'articulation prirent de jour en
jour plus d'étendue, et l'embonpoint, preuve en général d'une bonne santé, est devenu tout-à-fait remarquable, comme on peut en juger par la figure 2.ᵉ, planche
4, qui représente la jambe redressée.

Dans cette observation, le traitement interne, secondé
par une gymnastique générale et un régime approprié, ont
aidé puissamment le traitement mécanique local, et c'est
à leur concours qu'on doit la guérison d'une affection
que des médecins d'un mérite bien connu avaient con-
sidérée comme assez grave pour nécessiter l'amputation.
On y trouve aussi la preuve que le raccourcissement des
muscles fléchisseurs n'est point un obstacle insurmontable à l'extension de la jambe, comme on l'a avancé.

Ce qu'on vient de lire sur la ténotomie en général
trouve donc encore ici son application.

Ce cas d'arthropathie suivi d'ankylose incomplète
peut laisser quelque doute sur la véritable origine de
l'inflammation du genou.

Celle-ci serait-elle due à une cause interne ou générale, comme le tempérament lymphatique de la jeune

personne pourrait le faire croire, ou bien la violence
extérieure en serait-elle seulement la cause. Je crois
que ces deux opinions peuvent être soutenues ; car
si, d'une part, la chute paraît avoir précédé l'arthropathie, il serait possible que le gonflement de l'articulation fût antérieur à cet accident.

Il arrive souvent, en effet, dans les tumeurs blanches
qui intéressent seulement les parties molles, que le gonflement précède toute douleur, ce qui fait que la maladie
reste inconnue jusqu'au moment où l'articulation commence à devenir douloureuse.

Le rhumatisme général dont la jeune personne a été
atteinte à-peu-près à la même époque, semble rendre
cette dernière opinion mieux fondée, surtout si l'on considère que les tumeurs blanches, de cause interne, dé-
butent si souvent sous la forme d'un rhumatisme, soit
aigu, soit chronique, que le professeur Boyer avait ad-
mis que les affections rhumatismales étaient toujours
leur cause.

OBSERVATION IIe.

*Garçon ; 17 ans ; ankylose incomplète du genou, à la
suite d'une arthropathie des parties molles, qui s'est
terminée par de nombreux abcès et la flexion permanente de la jambe à angle droit ; redressement en
cinq mois par les appareils et la section.*

Delumeau, de Nantes, âgé de 17 ans, d'un tempérament lymphatique très-prononcé, ayant les lèvres très-
épaisses, est atteint d'un écoulement purulent de l'o-

reille gauche, depuis son enfance. A l'âge de 4 ans, sans autre cause appréciable que cette disposition générale dont nous venons de dire un mot, le genou droit devint le siége d'une douleur vive et d'un gonflement considérable qui envahit le tiers inférieur de la cuisse.

Après quelques jours de repos, l'articulation était peu douloureuse, mais resta toujours très-engorgée.

Quelques mois plus tard, les manœuvres maladroites d'un rebouteur de campagne, furent suivies d'une inflammation qui prit un caractère sub-aigü, au point de déterminer une suppuration abondante. D'abord, le pus se fit jour au côté externe du genou ; puis, plusieurs autres ouvertures, au nombre de 9, s'établirent successivement autour de l'articulation, et entre la couche profonde et superficielle des muscles de la cuisse. Plusieurs abcès s'ouvrirent même ensuite dans le quart inférieur de la jambe.

Pendant le cours d'une suppuration qui dura dix-huit mois, la jambe se fléchit à angle droit sur la cuisse, soit parce que les muscles fléchisseurs s'irritèrent par le contact du pus, soit parce qu'une flexion légère, étant plus commode, fut trop long-temps conservée par le malade.

En décembre 1839, l'articulation, de forme arrondie, était peu volumineuse ; l'angle droit formé par la jambe et la cuisse, ne permettait que quelques mouvements légers dans le sens de la flexion ; toute extension était impossible. Depuis dix ans, la marche avait lieu avec des béquilles, la pointe du pied se trouvait distente du sol de 7 à 8 centimètres, et le membre difforme, tenu immobile, était amaigri. (Voyez planche 4, fig. 3.)

Après l'emploi de l'appareil extensif, d'un massage méthodique et des antiscorbutiques, secondés par un régime fortifiant, la jambe ne formait plus, au bout d'un mois, qu'un angle de 40 degrés. Ce succès satisfaisant, obtenu aussi promptement, fut suivi d'un temps d'arrêt : le malade considérant sa guérison comme assurée, puisqu'il pouvait déjà s'appuyer sur une portion de la plante du pied, desserrait son appareil la nuit. Le traitement ayant lieu à domicile, il y avait peu à compter sur la bonne application de l'appareil ; je fis, en conséquence, la section des tendons des muscles biceps fémoral, demi-tendineux , et demi-membraneux, en procédant comme dans la section du tendon d'Achille, de la face profonde à la face cutanée. Quatre jours après, les deux petites plaies, d'environ un centimètre d'étendue chacune, étaient cicatrisées ; mais je n'obtins pas grand résultat de cette opération ; à peine une extension mieux suivie qu'avant, permit-elle de ramener la jambe en 28 jours, d'une flexion de 40 degrés à 34°, tandis que précédemment, dans un temps à peu près égal, l'appareil et le massage avaient permis de réduire une flexion de 90 degrés à quarante.

Quoi qu'il en soit, le traitement mécanique ayant été continué avec exactitude pendant les mois de mars et d'avril, la jambe put dès lors être ramenée à l'extension complète. Et Delumeau après avoir quitté ses béquilles, marchait avec un brodequin à tiges latérales , sans claudication bien apparente et est entré en apprentissage

Il ne restait de cette grave arthropathie, qui avait fait proposer l'amputation, et de la difformité qui en était pour l'état de cordonnier.

résultée, après une longue suppuration, qu'un peu de saillie des condyles, de nombreuses cicatrices, et un léger engorgement des parties molles au-dessus de la rotule. (Voyez planche 4, fig. 4.)

Si on tient compte des nombreux abcès qui se sont ouverts autour de l'articulation, des fusées de pus qui se sont faites le long de la jambe, on ne saurait mettre en doute la gravité de cette affection, datant de 13 ans, t les difficultés que nous avions à combattre pour ramener le membre dans l'extension.

Ce fait démontre que la section des tendons n'est qu'un moyen accessoire dans le traitement de la fausse ankylose angulaire du genou, comme nous l'avons déjà dit pour celui des pieds-bots. Car, après cette opération chez ce malade, il a fallu encore trois mois d'un traitement mécanique actif pour étendre la jambe. Or, il est reconnu que la substance intermédiaire qui réunit les bouts du tendon coupé, devient solide en peu de jours, et perd en même temps son extensibilité.

On ne peut donc attribuer à la ténotomie qu'une faible part dans le succès obtenu.

OBSERVATION IIIe.

Sexe féminin ; 16 ans ; ankylose incomplète des genoux avec flexion permanente des deux jambes ; redressement en six mois par les appareils et la section du tendon du biceps-fémoral du côté droit.

Mademoiselle Marie Litoux, de Nantes, âgée de 16 ans, est née très-chétive, ne pouvant remuer aucun membre. Jusqu'à l'âge de trois ans, une sueur générale visqueuse et très-abondante entretint ce grand affaiblissement.

Les membres inférieurs étaient paralysés ; cependant il n'y avait pas abolition complète du sentiment, et lorsqu'on soutenait l'enfant sous les bras, il existait encore quelques mouvements volontaires.

On n'avait obtenu aucun résultat du traitement suivant : révulsifs à la peau, frictions toniques, bains de mer pendant quatre années consécutives, plusieurs moxas sur les reins, etc., etc...

Lorsque je fus consulté, cette jeune personne était portée chaque jour alternativement de son lit sur une chaise, depuis 14 ans. Il lui semblait fort difficile de porter les mains à la tête, tant la faiblesse des bras était grande, surtout du bras gauche pour qui ce mouvement devenait impossible. Cependant ils avaient pris un peu de force ; car, depuis plusieurs années, la pauvre enfant faisait pivoter sa chaise d'un pied sur l'autre pour se déplacer dans son appartement. Les jambes très-amaigries et froides étaient fléchies de manière à former un angle droit de 90 degrés avec les cuisses, comme quand on est assis. Cette position, si long-temps conservée, dut sans doute beaucoup contribuer à rendre la flexion des jambes permanente. Lorsqu'on voulait les étendre avec les mains on trouvait une résistance insurmontable, principalement dans la jambe droite qui, au dire des parents, avait toujours été un peu fléchie. Les articulations des genoux n'offraient rien de remarquable. La taille, au contraire, était très-gravement contournée, probablement aussi par l'effet de l'attitude assise. L'épine offrait deux courbures, l'une dorsale droite, et l'autre lombaire gauche; cette dernière surtout avait près de neuf centimètres de rayon.

Le malheureux état de la malade était tel, qu'il fallait un certain courage pour en tenter la guérison. Je m'y déterminais néanmoins, persuadé que j'étais d'ailleurs d'obtenir une amélioration; par exemple, celle de rendre la marche possible avec des béquilles, et c'était là toute l'ambition de sa famille.

Le traitement de la taille et des membres fut, en conséquence, commencé dans le courant du mois de mai 1838.

La position horizontale étant indispensable pour traiter avec succès les déviations de l'épine, nous eûmes recours tout d'abord à l'extension des jambes au moyen d'un tirage établi sur les pieds, comme chez la jeune personne qui fait le sujet de l'observation première. Dans l'attitude assise, et pendant que Mademoiselle Litoux essayait avec beaucoup de peine à faire des exercices gymnastiques par suspension, les appareils extensifs étaient mis en place.

C'est ainsi que les jambes parvinrent à s'étendre dans le cours de trois mois, suivant un angle de trente-deux degrés pour la jambe gauche et de quarante degrés pour la jambe droite, qui offrait plus de résistance.

La section du tendon du biceps-fémoral de ce côté ayant été jugée nécessaire et pratiquée immédiatement, nous pûmes dès-lors obtenir en même-temps le redressement complet des deux jambes, qui eut lieu fin de novembre de la même année.

La double inflexion de l'épine s'était sensiblement réduite, l'élongation du tronc obtenue était au moins de cinq centimètres. Aussi, lorsque la malade se trouva debout pour la première fois, elle ne pouvait s'expliquer qu'avec peine ces heureux changements.

A l'aide de béquilles et d'appareils contentifs, il fut bientôt possible de lui faire faire quelques pas.

Plus tard, les béquilles ont été remplacées par deux cannes, et aujourd'hui plusieurs tentatives heureuses ont été faites pour marcher sans soutien étranger. Tout porte à croire qu'avec le temps, la continuation des frictions toniques, le massage et les douches de vapeur, Mademoiselle Litoux arrivera à cet immense résultat.

Cette observation tend à prouver que, chez les sujets atteints de paralysie incomplète avec ou sans contraction permanente des muscles fléchisseurs, il est possible d'arriver à marcher avec des béquilles, après un traitement chirurgical convenable, pourvu que des appareils contentifs limitent la flexion des jambes, comme chez notre intéressante malade.

OBSERVATION IVe.

Jeune homme; 19 ans; ankylose incomplète du genou droit avec flexion permanente de la jambe; redressement en 7 mois par les appareils et la section du tendon du biceps fémoral.

Baptiste Sebile, âgé de 19 ans, d'une faible constitution, fit une chute sur le genou droit, dans l'hiver de 1837. Quelques jours après, il survint dans l'article une inflammation considérable avec une tuméfaction qui s'étendait à la jambe et à la cuisse.

Cette arthropathie grave, fut combattue pendant neuf mois par un traitement rationnel dirigé par M. le docteur Hélie, qui m'adressa le malade en mai 1839. Je trouvai, à cette époque, la jambe fléchie selon un angle de 70 degrés. L'extrémitée digitée du pied foulait le sol avec peine et se portait en dehors ; l'articulation offrait d'ailleurs l'état suivant : condyle interne volumineux et très-saillant en avant ; au-dessous de la rotule, qui n'était mobile que dans le sens vertical, on voyait une forte dépression de la jambe qui ne s'articulait plus qu'avec la partie postérieure des condyles du fémur et semblait luxée en arrière. Dans le jarret, on reconnaissait facilement par la pression l'extrémité supérieure du tibia.

Le membre affecté avait un volume beaucoup moindre que le gauche, tandis que son articulation tibio-fémorale présentait au contraire un diamètre plus considérable, que l'amaigrissement semblait encore augmenter.

Il n'y avait point de raccourcissement ; après une mensuration faite avec soin, la jambe gauche paraissait au contraire plus longue de plusieurs millimètres.

Pendant quelques semaines, la compression et le massage furent seuls employés, l'inflammation qui existait encore dans le genou ne permit pas d'appliquer immédiatement l'appareil à extension. Ce n'est qu'un mois après qu'il fut mis en place. Je m'attachai surtout alors à faire glisser en avant le tibia sous les condyles du fémur, par un móyen analogue à celui qui a été indiqué dans la 1.re observation d'ankylose incomplète qu'on vient de lire, en même temps que la jambe était doucement étendue.

Cette indication ne doit jamais être omise dans le traitement de la fausse ankylose, alors même que les surfaces articulaires ont conservé leurs rapports normaux; car, chez le malade dont il est ici question, en se bornant à agir sur le quart inférieur de la jambe, on aurait pu déterminer une luxation complète du tibia en arrière.

La tension du biceps fémoral était considérable et semblait mettre obstacle au replacement du tibia; en conséquence, sa section fut pratiquée. Quatre mois après cette opération seulement, la jambe put être ramenée par les appareils dans une tension complète, et ce [malade, après avoir remplacé ses béquilles par un béquillon, marchait à jambe tendue. Aujourd'hui, le membre a repris beaucoup de force et d'embonpoint; la démarche est assurée et sans aucune claudication; il n'existe plus de cette fâcheuse difformité, qu'une saillie de la rotule, soulevée qu'elle est par un très-faible gonflement des condyles, et, au-dessous de ceux-ci, une dépression légère de la jambe en arrière. (Voyez planche 4, figure 5.)

Depuis près d'un an Sébile se livre avec succès à l'état de brossier.

OBSERVATION V^e.

Homme ; 38 ans ; ankylose incomplète avec flexion à angle droit de la jambe sur la cuisse, survenue à la suite d'arthropathie des parties dures, déterminée elle-même par un violent coup de hache sur le genou ; redressement presque complet, en trois mois, par l'emploi des appareils et de la section des tendons des biceps-fémoral, demi-tendineux et demi-membraneux.

Jean Bidet, laboureur, de la commune de Héric (Loire-Inférieure), âgé de trente-huit ans, d'une haute stature, se porta un violent coup de hache sur la partie antérieure du genou, en travaillant du bois, le 14 novembre 1836. Le condyle interne du fémur fut profondément atteint, et cependant ce malheureux fit une assez longue marche à pied, le surlendemain de cet accident. De vives douleurs se firent sentir dans le genou la nuit suivante. La jambe, comme entraînée par la force de la douleur, resta demi-fléchie.

L'inflammation n'ayant point été suffisamment combattue, devait se terminer par suppuration. En effet, l'articulation, d'abord peu gonflée, était néanmoins très-douloureuse, au plus léger mouvement. Mais bientôt après, le gonflement devint considérable, surtout dans la moitié inférieure de la cuisse, et le malade éprouva, pendant plus de six mois, les douleurs les plus atroces. Enfin, le chirurgien qui avait été appelé, ayant fait l'ouverture d'un vaste abcès, 9 centimètres au-dessus de la tête du péroné, il survint, après l'écoulement d'une quantité considérable de pus, un grand soulagement pour le malade, qui ne put néanmoins sortir de son lit que neuf mois après son accident.

La jambe et la cuisse étaient alors très-amaigris, la pointe du pied ne pouvait appuyer sur le sol, la marche n'avait lieu qu'avec des béquilles. Mais bientôt, le malade ayant repris des forces, remplaça ses béquilles par une jambe de bois, qu'il porta jusqu'au moment où il réclama mes soins, c'est-à-dire environ pendant trois ans. A cette époque, la jambe était fléchie à angle droit (90°), les muscles fléchisseurs qui avaient déterminé cette flexion permanente, laissaient voir leurs tendons fortement tendus de chaque côté du jarret; le genou ayant repris à peu près son volume naturel, n'offrait point d'engorgement des parties molles; seulement, les condyles du fémur, surtout l'interne, étaient encore un peu plus volumineux; la rotule n'offrait qu'une saillie ordinaire, l'os principal de la jambe n'ayant point glissé en arrière sur l'os de la cuisse, comme dans les observations précédentes; enfin, le membre ankylosé paraissait encore sensiblement amaigri.

Aucun mouvement ne pouvait être imprimé à l'articulation, même dans le sens de la flexion, où il est très-rare de ne pas en rencontrer d'obscurs, mais toujours suffisants pour indiquer qu'il n'y a pas soudure. Tout semblait, au contraire, annoncer chez ce malade l'ankylose complète: d'abord, l'existence d'une plaie qui avait intéressé les surfaces articulaires, une suppuration longue, la sécheresse de l'articulation, l'usage prolongé d'une jambe de bois, lorsqu'il existait encore des élancements profonds dans l'article, les tentatives infructueuses pour étendre ou fléchir le membre , qui eurent lieu sans aucune douleur ; enfin, une chute de 5 mètres de hauteur , que fit volontairement le malade en tombant sur sa jambe fléchie à angle droit, pour la dessouder , disait-il , ne devaient laisser aucun doute sur le diagnostic de cette difformité.

Cependant, bien convaincu qu'on prend journellement l'ankylose incomplète pour la soudure des os, qui caractérise la véritable ankylose d'ailleurs très-rare, je remis à me prononcer sur la nature de cette affection après un nouvel examen.

Le malade, père d'une nombreuse famille, sentant qu'avec une jambe de bois il ne pouvait continuer à labourer la terre, insista vivement pour être traité. En conséquence, au lieu de s'en tenir aux indications qui précèdent, le membre difforme fut soumis à l'action modérée d'un appareil extensif et à un massage assez prolongé, à l'aide d'un procédé de mon invention.

Il consiste tout simplement à remplacer la main qui doit fixer le genou dans le massage ordinaire, tandis que l'autre soulève le bas de la jambe, par une genouillère à courroies latérales qui viennent s'attacher au plancher sur lequel repose la chaise du malade.

Après cette épreuve, qui dura huit jours, aucune extension ne pouvant être obtenue, je fis la section des tendons des muscles biceps-fémoral, demi-tendineux et demi-membraneux, sans plus de résultat, malgré la continuation de l'appareil. Désespéré , je renvoyai le malade chez lui. Lorsque, huit jours après, il vint me voir, m'assurant que sa jambe, à la suite d'un massage qu'il avait exercé lui-même la veille, s'était dessoudée. En effet, il existait des mouvements de flexion, obscurs il est vrai, mais douloureux, ce qui ne pouvait plus laisser de doute sur le diagnostic. L'appareil d'extension fut alors remis en place et dirigé convenablement.

Deux mois et demi de son application suffirent pour obtenir une extension de la jambe presque complète. Le pied repose aujourd'hui presque à plat sur le sol, le talon en est éloigné à peine de 2 centimètres.

Bidet peut marcher avec le secours d'une canne, et tout annonce une guérison prochaine qui ne laissera rien à désirer.

Cette observation est remarquable, surtout sous le rapport du diagnostic ; et, je l'avoue, je n'aurais rien tenté pour m'assurer s'il y avait seulement ankylose incomplète, sans l'insistance du malade.

Cependant, quelques cas du même genre m'avaient déjà démontré que l'ankylose incomplète, celle qui est déterminée par la rigidité des parties molles, l'adhésion de la synoviale à elle-même, ou bien le contact intime des surfaces articulaires dont les inégalités réciproques sont quelquefois solidement réunies, se trouvaient souvent confondues, dans la pratique, avec l'ankylose complète.

Il est donc rationnel de soumettre toute ankylose angulaire du genou qui n'est plus douloureuse, à l'action continue et modérée d'un appareil extensif, lorsqu'il existera du doute sur le diagnostic de cette fâcheuse difformité, et même d'avoir recours à la section des tendons des muscles fléchisseurs, opération d'ailleurs peu grave, surtout si l'on tient compte du résultat qu'elle peut aider à obtenir.

La conséquence suivante pourrait encore ressortir de ce fait : c'est qu'en général, dans le traitement des arthropathies (tumeurs blanches), beaucoup de praticiens, ayant toujours présents à l'esprit les dangers réels des plaies pénétrantes des articulations, négligent souvent d'ouvrir, en temps convenable, les collections purulentes qui se forment autour de l'articulation malade. A cette cause d'insuccès, j'ajouterai encore qu'on ne tient peut-être pas assez compte de la constitution lymphatique de la plupart des malades atteints d'arthropathie. Or, comme on ne modifie pas une mauvaise constitution en quelques semaines, on néglige souvent le traitement toujours un peu long de ces affections regardées à tort quelquefois comme incurables, puisqu'il serait facile d'en citer un bon nombre qui se sont guéries d'elles-mêmes, après des suppurations de plusieurs années.

NANTES , IMPRIMERIE DE CAMILLE MELLINET. — 31,250

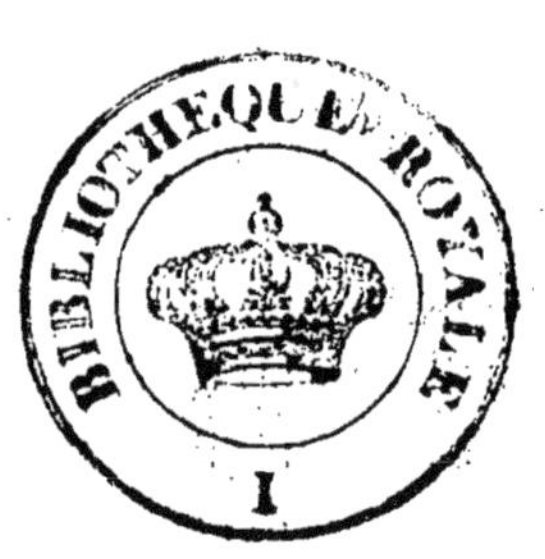
BIBLIOTHEQUE ROYALE
I

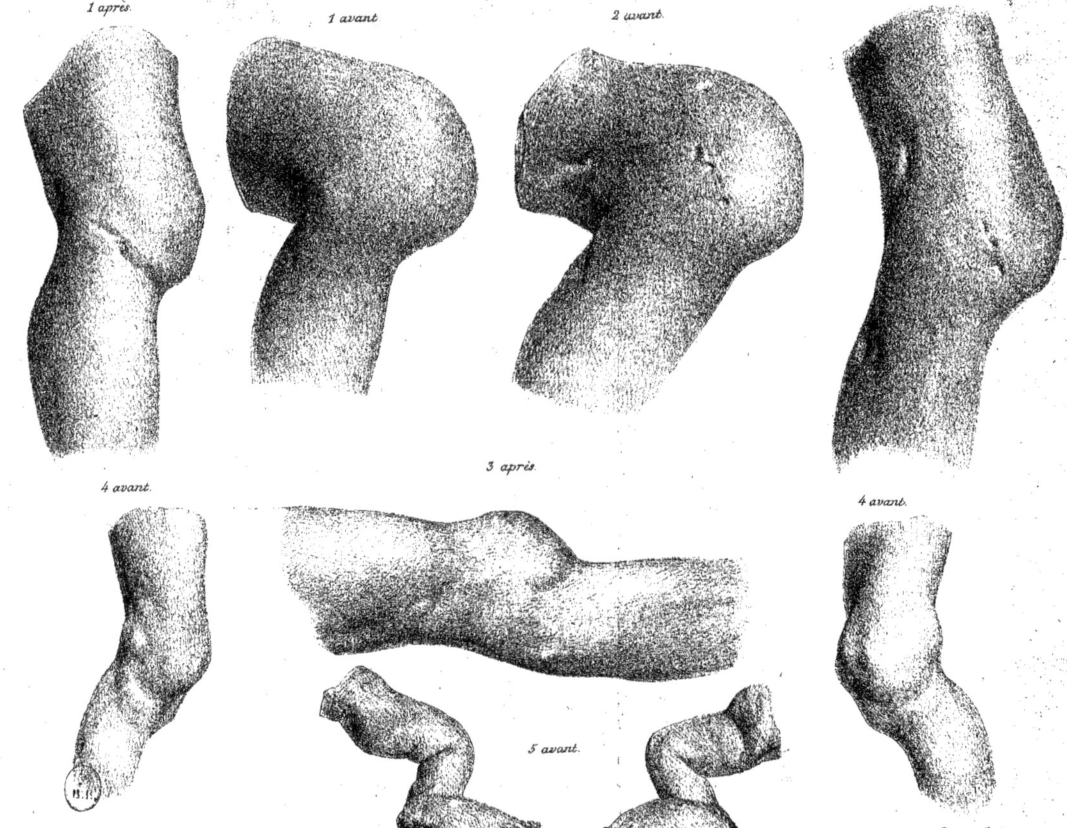

1 après.
1 avant.
2 avant.
4 avant.
3 après.
4 avant.
5 avant.
E. de la Michellerie.
Lith. de Charpentier, Nantes.

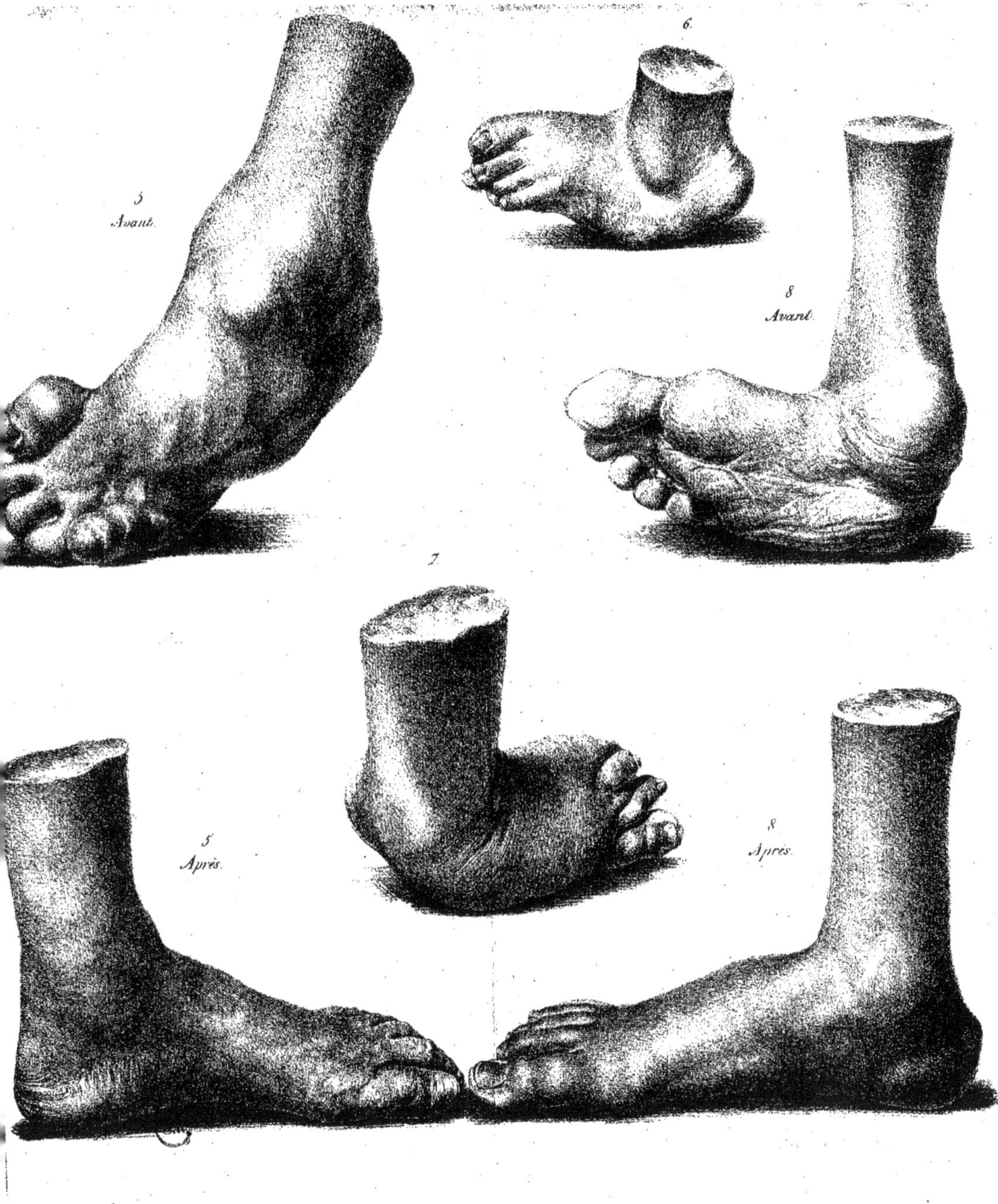
5
Avant.
6.
8
Avant.
7.
5
Après.
8
Après.

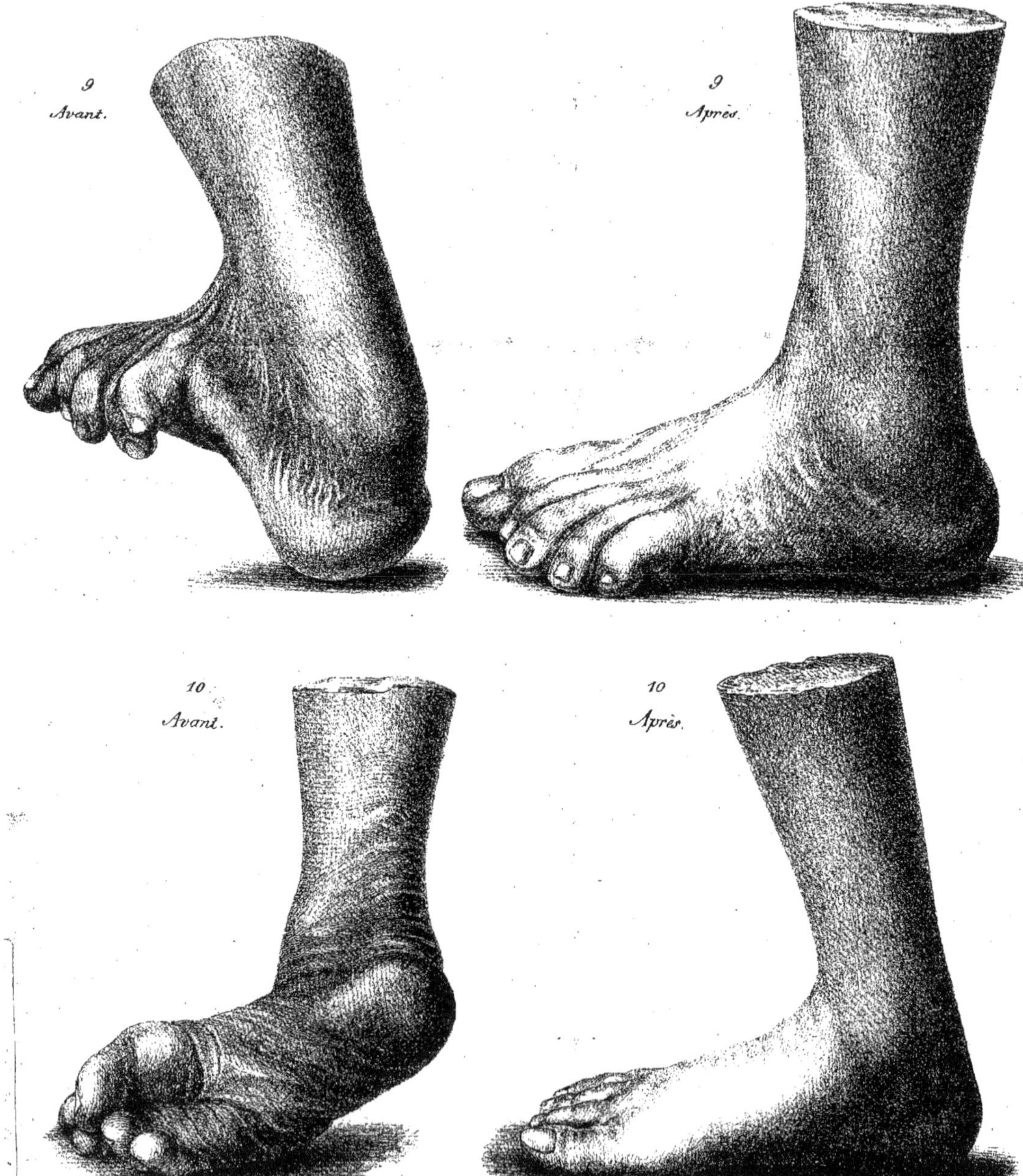

9
Avant.
9
Après.
10
Avant.
10
Après.
Dessiné & Lith. chez Charpentier à Nantes.

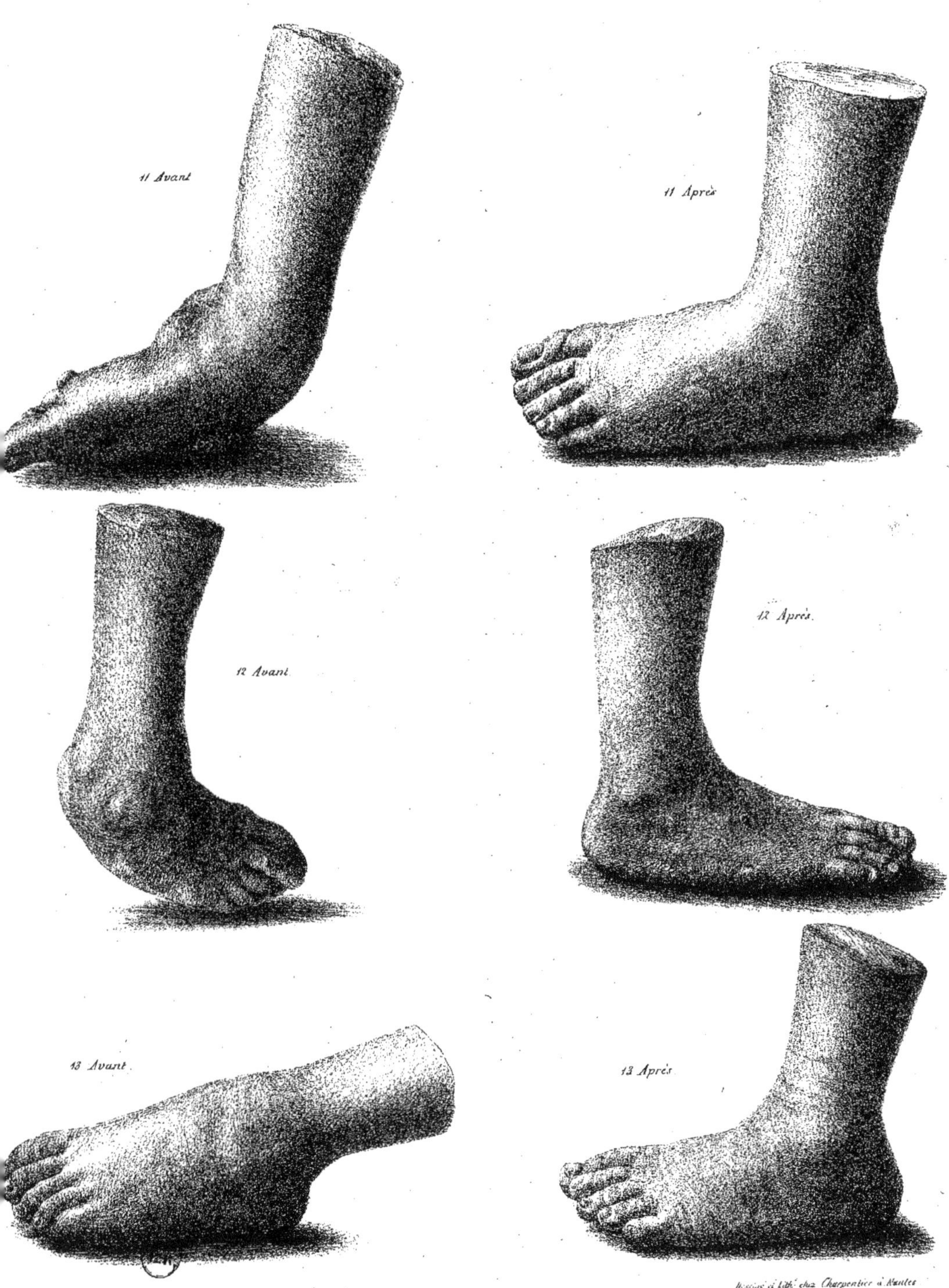

11 Avant
11 Après
12 Avant
12 Après
13 Avant
13 Après
Dessiné et lith. chez Charpentier à Nantes

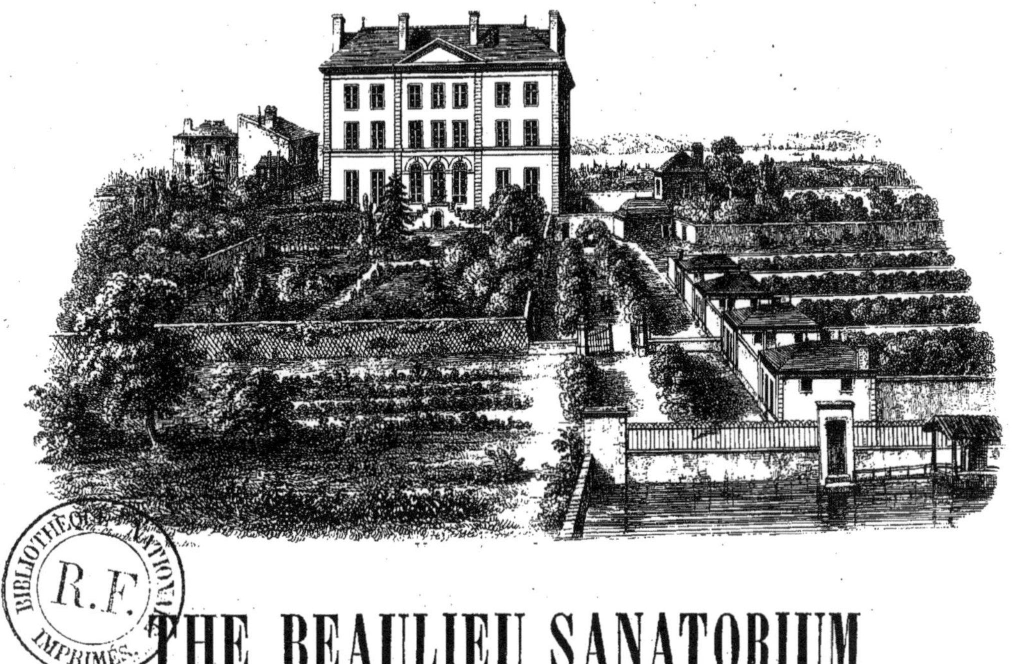

THE BEAULIEU SANATORIUM

(or Maison de Santé)

OF NANTES.

FOUNDED IN 1841 BY MONSIEUR VALLIN, M. D., WITH THE SANCTION AND UNDER THE PATRONAGE OF GOVERNMENT,

RUE ROUTE DE PARIS, N°s 16, 18, 20.

After 20 years private practice and constant attendance at the Hospitals, Monsieur Vallin established in 1841 a private sanatorium where he himself resides.

This establishment is divided into several compartments for the reception of patients requiring surgical operations, or any other branch of medical treatment.

Nothing has been neglected that could contribute either to the comfort or mental relaxation of the patient in order to ensure a prompt and radical cure.

HYGIÈNE.

With regard to hygiene and comfort the Beaulieu sanatorium derives great avantages from its being situated at a short distance from the town, and yet enjoying the pure atmosphere of the country. The spot is one of great beauty, and commands a view of the banks of the Loire and Erdre.

1849

BIBLIOTHÈQUE NATIONALE R.F. IMPRIMÉS

The principal building occupies the centre of the grounds, which are interspersed with a number of small cottages, each of which is provided with a bath-room and garden of its own.

These cottages are warmly and comfortably fitted up and for the most part well exposed to the sun, they are detached from each other, and have an easy access to the principal building.

Madame Vallin takes an active part in the management of the establishment, joining the evening cercles, which offer the usual resources of books newspapers and music.

There is a billiard room attached to the establishment.

MEDICAL ATTENDANCE.

As Doctor Vallin resides at the establishment, he is able to pay the most constant and particular attention, to the nature and progress of the cases under his care.

Those patients who are distant from their family are particularly the objects of a vigilant and friendly attention.

There are steam and shower baths of all kinds, attached to the establishment.

Surgical operations, are preceded by those preliminary steps which are best calculated to prepare the mind and frame, and which are so conducive to the success of the operation.

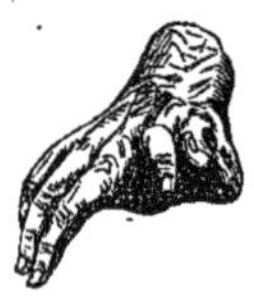

N° 1.
Before treatment.

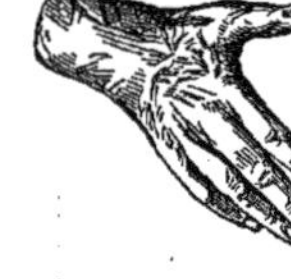

N° 1.
After treatment.

ORTHOPÉDIE.

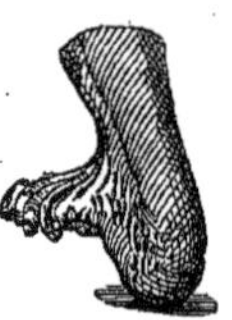

N° 2.
Before treatment.

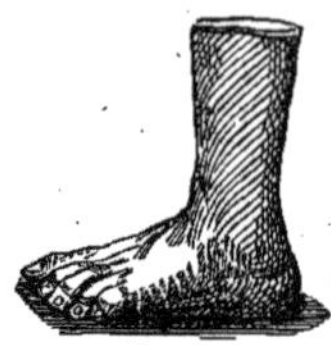

N° 2.
After treatment.

The cure of club foot, lateral curvature of the spine, and all other contractions and deformities are the object of a peculiar treatment in the Beaulieu sanatorium of Nantes. Doctor Vallin has given much care and study to this branch of his profession, and since the year 1827 has treated it with the greatest success. This treatment is based upon surgical and scientific principles combined with mechanical applications.

There are apartments, gardens, and gymnastic exercices, exclusively appropriated to the youth of both sexes, who may be under treatment for contractions and deformity of any kind.

The education of young patients is attended to with extreme care, the head of the establishment being protestant, the ministers of that faith are frequent visitors at Beaulieu, as are also the ministers of other creeds.

DISORDERS OF THE MIND.

Within the last few years, Dʳ Vallin has devoted a portion of his establishment to the insane.

This addition to his ordinary treatment has been authorized by government, and the buildings which are reserved for those who labour under mental disorders, are totally distinct from the rest of the establishment.

Patients of this class never see each other, and there is no communication whatever between them and those who suffer from ordinary diseases.

Terms £ 8 a month, to be paid in advance, including medical attendance, baths of all kinds, medicines, board and lodging, washing, etc., etc.

Surgical operations, of an extraordinary or unusual nature are paid for seperately.

References may be had by application in english or french to Mʳ Newman British consul at Nantes, boulevard Delorme, n° 34. — Mʳ Sohier, ministre protestant, rue Cambronne, Nantes, and Mʳ Vaurigaud, ministre protestant, rue Newton, Nantes. — If by letter, post-paid.

Nantes, Printed by Forest.

www.ingramcontent.com/pod-product-compliance
Ingram Content Group UK Ltd.
Pitfield, Milton Keynes, MK11 3LW, UK
UKHW021731090726
13657UKWH00002B/637

9 782019 660154